EXTRAIT

DE

L'ENCYCLOPÉDIE FRANÇAISE D'OPHTALMOLOGIE

HISTOIRE DE L'OPHTALMOLOGIE

Par M. P. PANSIER, d'Avignon.

> Il y a, dans toutes les civilisations qui marchent, une répu-
> gnance invincible pour l'ancien, parce qu'on ne s'avise pas
> que c'est souvent avec de l'ancien qu'on fait du nouveau.
>
> (CHARLES NODIER.)

L'histoire de l'ophtalmologie n'a jamais tenté personne en France ; à peine pourrions-nous citer les deux monographies de Losen de Seltenhoff dans l'introduction à sa *macrobiotique* des yeux, et de Chéreau dans le dictionnaire des sciences médicales de Dechambre. L'étude de l'histoire de cette branche de la médecine ne serait cependant pas inutile, quand bien même elle ne servirait qu'à nous faire constater combien souvent nous faisons du vieux neuf par suite de notre ignorance des choses du passé. Sur ce point encore, la science française est tributaire de l'étranger ; l'élan fut donné en Allemagne par Beer, qui a laissé d'importants matériaux pour servir à l'histoire de l'ophtalmologie. Marchant sur ses traces, von Onsenoort publia, en 1837 à Utrecht, une histoire de l'ophtalmologie qui fut immédiatement traduite en allemand. Von Ammon, en 1824, avait publié l'histoire de l'oculistique en Saxe ; Mensert, en 1827, l'histoire de l'oculistique dans les Pays-Bas. Plus récemment (1897), Norrie a écrit l'histoire des oculistes danois. Hirsch, en 1878, a donné, dans le traité de Graefe et Sæmisch, l'histoire la plus complète de l'ophtalmologie. Parmi les modernes qui se sont occupés, ou s'occupent encore de ces questions, rappelons : l'éminent et infatigable Pagel, Berger, Hirschberg, Magnus en Allemagne ; Anagnostakis, Bénaky en Grèce ; Albertotti en Italie ; Deneffe, Pergens en Belgique.

De la lecture des derniers volumes de l'histoire de la médecine de Sprengel, on retire l'impression pénible d'une fastidieuse et longue énumération de nombreux travaux sans valeur et oubliés aujourd'hui. C'est qu'en effet, dans les choses de la médecine, c'est le temps seul qui fait la sélection impartiale,

1

donnant demain à l'oubli ce qui aujourd'hui nous paraît remarquable, rabaissant les réputations usurpées et réparant les injustices de la vie. Ainsi m'excuserai-je de la brièveté avec laquelle je passerai sur l'histoire de l'ophtalmologie dans la période contemporaine.

CHAPITRE PREMIER

L'OPHTALMOLOGIE CHEZ LES PEUPLES PRIMITIFS

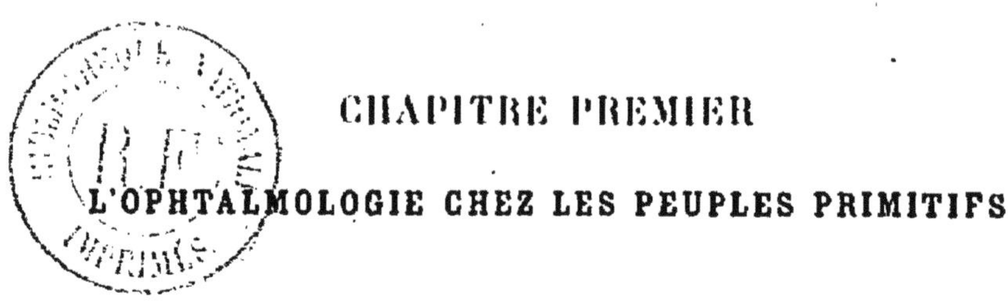

L'histoire de la médecine, à ses origines, est obscure comme les premiers stades de la vie des peuples. La médecine est aussi vieille que l'homme. Dès qu'il a souffert, l'être humain a cherché à soulager ses maux; il s'adressa d'abord à ceux qui détenaient à ses yeux la science, et qu'environnait l'auréole du prestige religieux, aux prêtres. A ses débuts chez tous les peuples, la médecine est essentiellement théomane. Plus la civilisation des peuples aura été avancée, plus étendues seront les notions médicales, et, par cela même, les notions ophtalmologiques. Dans cette période primitive, il serait difficile de faire de cette branche de la médecine une histoire à part.

Le peuple gaulois nous occupera le premier, car il nous apparaît comme le type de ces peuples mystérieux et sans histoire. Quelque dix-huit siècles avant J.-C., il conquiert l'Europe qu'il remplit du bruit de ses armes, et ne laisse comme trace de son passage que les monuments druidiques et les indéchiffrables hiéroglyphes des tombelles.

La médecine, chez les Gaulois, est entre les mains des druides et des druidesses : leurs pratiques se réduisent à l'emploi de moyens magiques, amulettes, incantations, dont nous devons la connaissance à Marcel l'Empirique[1] et l'explication à Grimm. Pour les corps étrangers de l'œil, par exemple, voici une pratique druidique : après avoir frictionné la paupière avec le doigt, le praticien prononcera ces paroles magiques : *te un cre son co brecan cresso*, phrase qui signifiait dans l'idiome gaélique : fuis de nous, poussière, de céans, aux compagnons des mensonges.

Outre ces pratiques superstitieuses, les prêtres gaéls employaient des simples, tels que le pastel, la sabine, la verveine, la pulsatille, sans parler du gui et de la glu. Ils connaissaient des plantes actives, telles que la jusquiame, et, s'ils en ignoraient les propriétés thérapeutiques, ils savaient parfaitement en composer des poisons pour leurs flèches et leurs dards. Mais la superstition ne perdait pas ses droits, et les propriétés de ces plantes étaient dues surtout aux cérémonies et aux pratiques avec lesquelles elles étaient cueillies.

---

[1] Médecin ou pharmacope bordelais du IVe-Ve siècle; nous avons de lui un recueil de formules : *De medicamentis empiricis, physicis ac rationalibus liber*, imprimé pour la première fois en 1536.

Tout ce que nous savons de la médecine druidique, ne nous permet pas de la juger autrement que comme une réunion de pratiques superstitieuses sans aucune idée d'observation scientifique.

Tout autre est le caractère de cette science, chez un autre peuple, dont l'histoire se perd aussi dans la nuit des temps, mais arrivé certainement à un plus haut degré de civilisation : chez les Égyptiens. La médecine est toujours entre les mains des prêtres ; ils ont résumé leur science en six livres sacrés, les livres d'Hermès, connus de Galien et perdus depuis. Dans un papyrus trouvé à Thèbes, et connu sous le nom de papyrus d'Ebers, on a découvert quelques débris de ces livres, entre autres celui qui a trait à la thérapeutique des affections oculaires : ce serait celui désigné par saint Clément d'Alexandrie sous le nom de περι φαρμαχων.

Ce papyrus d'Ebers ne donne pas les symptômes des maladies ; il indique seulement les remèdes employés contre les affections oculaires, ce qui fait que pour certaines il peut régner quelque incertitude sur l'explication à donner aux caractères hiéroglyphiques.

Ce livre nous révèle des notions pathologiques assez avancées ; du côté des paupières, nous trouvons mentionnés l'entropion, l'ectropion, le trichiasis, le chalazion, les orgelets, les abcès ; du côté des conjonctives, la lippitude, les granulations, le ptérygion, le carcinome, le chémosis ; du côté de la cornée, le staphylome, l'hydrophtalmie, l'infiltration, l'hypopion?, les leucomes. Citons encore les affections inflammatoires de l'iris, la cataracte, les mouches volantes, les affections paralytiques des muscles, l'amaurose, la dacryocystite.

Si la pathologie oculaire des Égyptiens est assez complète, leur thérapeutique est primitive : des poudres, des collyres, sont les seuls remèdes qu'ils opposent à ces affections variées. Les substances médicamenteuses qu'ils emploient sont, parmi les minéraux, le salpètre, le minium, le vert de gris, l'antimoine, le sulfate de plomb, la calamine, certaines pierres comme le lapis lazzuli ; parmi les végétaux, le cumin, l'encens, la myrrhe, l'acacia, le suc de chélidoine, de ricin, de mimosa, d'oignon. Ajoutons à cela que les excréments de gazelle, de lézard, de crocodile, de tortue, d'enfant sont très en honneur. Comme dissolvants des collyres, les Égyptiens employaient l'eau, le miel, l'urine, le sang et la graisse de différents animaux.

Une seule opération est indiquée dans le papyrus d'Ebers, c'est l'arrachement des cils.

Les ophtalmologistes égyptiens jouirent d'une grande réputation dans l'antiquité. Hérodote rapporte que Cyrus souffrant d'une affection oculaire envoya demander à Amazis, roi d'Égypte, le meilleur médecin qu'il eût pour les maladies des yeux. Amazis condescendit à ce désir, et lui envoya un de ses praticiens ; celui-ci resta attaché à la cour du roi de Perse, et usa plus tard de son influence auprès de Cambyse pour faire déclarer la guerre à ses compatriotes.

La médecine hindoue a une origine indiscutablement fort ancienne, mais les livres que nous possédons (traités des médecins Charaka et Sucrata) ont certainement subi des interpolations à une période peu antérieure au vᵉ siècle, et se sont enrichis de nombreux emprunts grecs. Les notions ophtalmologiques que nous trouvons dans ces ouvrages se réduisent à des fragments de science grecque perdus au milieu d'amplifications théosophiques.

En Grèce, c'est le centaure Chiron qui est considéré comme l'inventeur de l'ophtalmologie : il rendit la vue à de jeunes phéniciens qu'Amyntor avait fait aveugler pour les punir du crime d'impureté. Chiron eut comme élève Esculape.

Sortant du domaine de la fable, nous trouvons la médecine entre les mains des prêtres descendants d'Esculape, qui forment une caste d'initiés sous le nom d'Asclépiades ; elle s'exerce dans les temples. Avant d'entrer dans le sanctuaire du dieu, les malades étaient purifiés par le jeûne, les bains, les massages, les fumigations ; puis à défaut d'Esculape, les serpents apprivoisés rendaient les oracles, et indiquaient les remèdes à employer. Ceux-ci étaient généralement des purgatifs légers, des vomitifs dans lesquels le gypse et la ciguë jouaient un grand rôle ; la saignée était réservée aux cas les plus graves. Après la cérémonie, le malade déposait une offrande plus ou moins riche selon sa fortune. Une comédie d'Aristophane nous fait assister dans le temple d'Esculape à la guérison de la cécité de Plutus ; les railleries du comique grec nous montrent le discrédit en lequel tomba rapidement cette thérapeutique sacerdotale.

Les prêtres de ces temples étaient dépositaires de formules merveilleuses contre différents maux. Si nous en croyons Aetius, un orfèvre avait fait don au temple d'Éphèse de la recette d'un collyre qui guérissait toutes les affections oculaires. Ces formules célèbres étaient parfois inscrites sur les parois du temple, comme la célèbre composition d'Eudemus, contre les morsures d'animaux venimeux, au temple de Cos.

Cette médecine sacerdotale, outre son action sur le moral du malade par le prestige religieux et mystique de sa forme, devait dans certains cas avoir une action salutaire sur l'organisme par les massages, les fumigations, le régime, les ablutions glacées que le dieu imposait aux malades. D'ailleurs, quand ils ne guérissaient pas, c'était la faute de leur manque de foi.

Pendant six cents ans, nous dit Pline, les Romains vécurent sans médecins, mais non pas sans médecine. C'était le paterfamilias qui soignait sa famille, ses esclaves, et ses troupeaux. Le traité *De re rustica* de Caton, nous donne une idée de cette thérapeutique familiale : à côté de quelques agents actifs (ellébore, scammonée, rue, sabine), les incantations magiques, les amulettes jouent un rôle important ; mais le remède par excellence, après le grenadier, c'est le chou. Seul, ou mêlé à du cumin, bouilli ou farci, cru ou cuit, il est bon pour tous les maux, même les polypes du nez, nous est-il dit dans le chapitre intitulé : Quels médicaments renferme en soi le chou. Si le chou est efficace dans les traumatismes oculaires, l'urine de celui qui a mangé du chou n'a pas moins de vertus : « avec une pareille urine, oins ceux dont les yeux sont peu clairs, ils y verront mieux. »

Le culte et la thérapeutique d'Esculape furent introduits à Rome trois siècles avant J.-C. Une pierre retirée du Tibre nous a conservé une formule d'oculistique du père de la médecine : « Un soldat aveugle, nommé Valerius Aper, ayant consulté l'oracle, en reçut pour réponse qu'il devait mêler le sang d'un coq blanc avec du miel, et en faire une pommade pour s'en frotter l'œil pendant trois jours. Il recouvra la vue, et vint remercier le dieu devant tout le peuple. »

C'est seulement deux siècles avant J.-C. que les médecins grecs envahirent l'Italie.

CHAPITRE II

L'OPHTALMOLOGIE DANS LA MÉDECINE GRECQUE

SOURCES HISTORIQUES

L'histoire de la médecine grecque peut se diviser en trois périodes. La première débute au ve siècle avant J.-C. avec l'œuvre hippocratique. Entre les mains des Hippocrate, la médecine sort de la routine et de la jonglerie des temples et devient une science. Mais les préjugés religieux, autant que les lois qui punissaient la violation du cadavre, furent en Grèce un obstacle à ses progrès.

Dans une deuxième période, transportée de Grèce en Égypte, la médecine, à l'école d'Alexandrie, porte ses recherches surtout vers l'anatomie : on dissèque les cadavres, on vivisecte, au témoignage de Celse, les esclaves et les criminels. La chirurgie et la physiologie suivent les progrès de l'anatomie. Malheureusement les œuvres des médecins de l'école d'Alexandrie ne nous sont pas parvenues, et nous ne pouvons en juger que par les citations que rapportent leurs successeurs.

Dans une troisième période, l'école grecque d'Alexandrie se transporte à Rome. La médecine à Rome est toujours restée grecque : praticiens, maladies et remèdes portaient des noms grecs, à tel point que plus tard lorsqu'il y eut des médecins romains, ils furent contraints de s'affubler, eux et leurs médicaments, d'étiquettes grecques. Rome qui pendant six siècles s'était passé de médecins, tomba bientôt dans le défaut opposé. On vit des maîtres renommés se flatter d'enseigner la médecine à leurs élèves en six mois : et le nombre des médecins crût au détriment de leur science. Aussi les auteurs les poursuivent de leurs invectives. Pline leur reproche leur rapacité ; Martial constate leur incapacité : Hier tu étais oculiste, dit-il à l'un d'eux, te voilà gladiateur : tu n'as pas changé d'état, tu crèves toujours les yeux. Les boutiques de médecins, ιατρεια ou *medecinae*, étaient ce que furent plus tard les boutiques de barberie.

La spécialisation apparaît à cette période, et à côté des οφθαλμικοι ou *ocularii* que Martial poursuit de ses épigrammes, il y a des médecins pour les dents, les oreilles, etc. Outre les oculistes, il y avait des *fabri ocularii*, des oculistes, qui fabriquaient des yeux artificiels pour les statues, et peut-être même pour leurs semblables ; mais le seul document sur lequel on puisse fonder cette hypothèse est une obscure épigramme de Martial.

De la pléiade d'oculistes de cette époque, il nous reste des noms et les pierres d'oculistique ; celles-ci sont de petites tablettes quadrangulaires en serpentine, en ardoise, ou en pierre, portant gravés en creux et à rebours sur leurs faces étroites le nom du médecin, celui du collyre et de l'affection contre laquelle il est recommandé. Les collyres autrefois étaient de petits pains de pâte molle : les praticiens les timbraient avec leurs pierres *sigillaires*, puis les séchaient à l'ombre ou au soleil : au moment de les employer, on en dissolvait une portion dans du lait de femme, de l'eau de pluie, de l'urine ou du miel. Ces collyres sont souvent affublés de noms pompeux, tels *ambrosianum*, *palladium*, etc., d'autres fois le nom indique l'ingrédient qui domine, *diamysios*, *chelidonium*. L'usage de ces sceaux ne s'étendit pas au delà du IIIᵉ siècle [1] après J.-C., et le fait que nombre de ces pierres ont été trouvées dans les provinces romaines nous montre que les *ocularii* avaient émigré de Rome en quête d'une clientèle moins disputée, ou suivant les armées et les grands praticiens dans leurs déplacements. Ces *ocularii* étaient d'ailleurs de classe inférieure, affranchis ou fils d'affranchis.

Les traités d'ophtalmologie de l'antiquité ont été certainement nombreux et cependant pas un seul ne nous est arrivé intact.

Hérophyle de Chalcédoine, un alexandrien qui vivait environ 300 ans avant J.-C., avait écrit un traité dont nous ne connaissons que le titre : περὶ ὀφθαλμῶν.

Le plus célèbre des oculistes romains fut un massilien, Démosthène ; il eut pour maître Alexandre, qui au temps de Tibère était à la tête de l'école de Laodicée, en Phrygie. Il avait écrit un traité sur les maladies des yeux en trois livres ; il ne nous en reste que les fragments insérés dans les œuvres de Galien, Oribase et Aetius.

Galien a écrit une anatomie de l'œil et un traité τῶν ἐν ὀφθαλμοῖς παθῶν διάγνωσις : ces ouvrages furent traduits en arabe au IXᵉ siècle. Le livre publié en 1512 sous le titre de : *de oculis Galeni a Demetrio translatus*, est la traduction d'un manuscrit arabe de ces deux ouvrages de Galien enrichis de nombreuses interpolations.

Soranus (IIᵉ siècle), contemporain de Galien, avait composé, au témoignage de Cassius, un traité *de oculo*.

Oribase, médecin de Julien, au IVᵉ siècle, avait laissé un traité intitulé ὀφθαλμικά, qui, d'après Costomiris [1], existerait en manuscrit à la bibliothèque nationale de Paris.

Alexandre de Tralles avait écrit un traité des maladies des yeux dont Puschsmann croit avoir retrouvé les deux premiers livres.

Les notions que nous avons sur l'ophtalmologie des anciens sont tirées, outre la *collectio hippocratica*, des œuvres générales de Celse (Iᵉʳ siècle, le

---

[1] Cependant des auteurs arabes du XIIᵉ siècle (tels que Daoud Ennacer el Agreby) donnent encore des conseils sur la fabrication de ces sceaux.

seul médecin de cette période qui ait écrit en latin) ; viennent ensuite Rufus (vers 100 après J.-C.), Galien (ii° siècle), Oribase (iv° siècle), Aetius d'Amida, Alexandre de Tralles (vers le v° siècle), Paul d'Égine (vii° siècle).

ANATOMIE ET PHYSIOLOGIE

A peine indiquée dans la collection hippocratique, l'anatomie de l'œil a fait de sensibles progrès avec l'école d'Alexandrie.

Les paupières sont décrites en détail par Rufus et Galien ; surmontées par les *supercilia*, elles comprennent trois couches : l'externe, cutanée ; la médiane, constituée par le tarse portant à ses extrémités les cils et des vésicules (glandes de Meibomius) qui sécrètent une matière graisseuse. La couche interne est constituée par la conjonctive, ἀδήν, prolongement du périoste : elle se réfléchit dans les culs-de-sac, et se continue jusqu'à la στεφάνη. Les sillons palpébraux sont nommés κοίλον et ὑποκοίλον ; les *anguli major et minor*, κανθοί.

D'après Rufus, l'œil comprend quatre tuniques ou membranes : la plus superficielle est l'*epidermis*. La seconde est dite *albuginea* : transparente dans sa portion antérieure, elle prend le nom de κερατοειδής, *cornea*. La troisième tunique, dans sa portion adjacente au cercle cornéen, est nommée ῥαγοειδής, *ucalis* (*quia uvae acino similis*), et dans la portion qui se trouve sous l'albuginée, χοροειδής, parce qu'elle est semblable au χόριον du fœtus ; c'est Hérophyle qui aurait découvert et nommé cette membrane. La quatrième membrane est appelée ἀραχνοειδής, *aranealis* par les uns ; ἀμφιβληστροειδής, *reticularis* par Hérophyle ; ὑαλοειδής *vitrea* par d'autres : elle contient l'humeur de ce nom. Galien note la nature résistante de l'albuginée et la convexité plus exagérée de la cornée. La troisième membrane, χοροειδής, assure la nutrition par les vaisseaux qu'elle contient ; de son extrémité antérieure, naissent des appendices déliés, semblables à des cils : les uns servent à la nutrition, les autres vont compléter avec l'expansion du nerf optique, le lien circulaire du cristallin.

Le noir de l'œil est appelé *pupille*, ὄψις ; ce qui s'étend du noir à la cornée, ἴρις ; la partie qui unit le cercle irien à la cornée est dite στεφάνη ou *corona* (Rufus). Pour Galien c'est la continuation de la choroïde qui forme l'iris accolé au cristallin qu'il maintient.

Les humeurs de l'œil sont au nombre de trois : 1° le cristallin, enveloppé par une membrane ; ils portent tous les deux le nom de φακοειδής, *lenticularis*, à cause de sa forme, ou κρυσταλλοειδής, *cristallinus*, à cause de sa ressemblance avec le cristal. Dans son enveloppe certains ne voient pas une membrane, mais une condensation de l'humeur elle-même. 2° L'ὑαλοειδής ou *vitreus* ainsi nommé de sa ressemblance avec le verre. 3° L'*humor aqueus* accidentellement appelé *hypochyma* par Celse.

Les nerfs optiques, dont la connaissance remonterait au vieux philosophe pythagoricien Alkméon naissent des ventricules latéraux du cerveau, et sont

percés d'un canal, dit πόρος. Ces nerfs, au chiasma, se juxtaposent, et leurs
canaux se mettent en communication. Ils sont accompagnés d'une veine et
d'une artère venant de la carotide interne ; s'épanouissant dans l'œil, ils forment l'ἀμφιβληστροειδής.

Les muscles s'insèrent en dessous de la conjonctive sur la membrane dure.
Il y en a sept : quatre *recti*, deux *obliqui* rotateurs, et un autre gros muscle,
naissant sur le point d'entrée du nerf optique ; ce dernier muscle est à la fois
élévateur et rotateur.

Galien le premier décrit l'appareil lacrymal : il comprend deux glandes,
une supérieure, l'autre inférieure ; une seconde source est constituée par des
canaux placés sous la paupière du côté du grand angle.

Le liquide sécrété s'écoule par un canal se terminant dans le nez et dont
l'ouverture est recouverte par un corps charnu, la caroncule.

La physiologie de l'organe est encore primitive. Cassius[1] donne l'*humor
aqueus* comme l'origine des larmes ; pour Galien elle est seulement destinée à
entretenir l'humidité de l'œil.

La coloration noire de la pupille est attribuée par Cassius à la superposi-
tion des humeurs transparentes, tandis que Celse croit que cette coloration
noire ou verdâtre dépend de la couleur de l'ὑαλοειδής.

Celse met le siège de la vision dans le cristallin, erreur qui persistera jusqu'au commencement du xviie siècle. D'après Galien, la vision s'effectue au
moyen du πνεῦμα qui remplit, entre la cornée et le cristallin, l'espace occupé
par l'*humor aqueus*. Le pneuma vient du cerveau à la pupille par les nerfs
optiques : il sert d'abord à dilater la pupille. Lorsqu'il se met en communication avec l'objet extérieur, il se produit simultanément dans le cristallin des
modifications correspondant à la couleur, à la forme, à la situation de l'objet :
ces modifications se fixent sur la capsule postérieure qui est un prolongement de la rétine, comme une image sur un miroir. Cette image, cette sensation est transmise au cerveau par l'intermédiaire de l'ἀμφιβληστροειδής et des
nerfs optiques.

D'après Alexandre d'Aphrodisias (iiie siècle), le phosphène qui se produit
quand on reçoit un coup sur l'œil, provient de ce que le pneuma ou *spiritus visorius* s'enflamme[2].

La théorie de Galien est le développement de celle des vieux philosophes
stoïciens et de Platon. Pour Empédocle et Epicure, la vision est au contraire
la conséquence de l'action que produit sur l'œil l'objet lui-même : la lumière,
ajoute Aristote, est une émanation des corps apparaissant par le mouvement
que produit en elle la couleur de l'objet ; ce mouvement est transmis aux
humeurs transparentes de l'œil.

Les phénomènes de la vision sont étudiés avec plus de détails par les *optici*
de l'école d'Alexandrie.

[1] Medicinae questiones et problemata, *Parisiis*, 1511. ouvrage postérieur au iie siècle.

[2] Outre ses ἰατρικὰ καὶ φυσικὰ προβλήματα, Alexandre d'Aphrosisias aurait écrit un
traité *de visione* dont nous ne possédons que la traduction arabe en manuscrit au n° 798 de
la bibliothèque de l'Escurial.

Ptolémée (IIᵉ siècle), comme son prédécesseur Euclide (220 avant J.-C.), admet que la vision se fait par émission des rayons de l'œil. Les couleurs sont les premières choses que nous percevons : elles constituent l'agent sensible propre à la vision, *sensibile proprium visui* ; elles sont inhérentes aux objets, mais ne peuvent être perçues qu'avec l'aide de la lumière. Les corps lumineux ou colorés se manifestent par une action particulière *per passionem quæ fit in visu*, et cette action est une illumination ou une coloration. Nous apprécions la distance des objets par la longueur des rayons, leur position par l'*ordination* des rayons qui tombent sur eux ; la grandeur est appréciée par l'ouverture de l'angle qui embrasse les extrémités de l'objet.

La vision binoculaire s'opère *per comprehensionem corporis cum radiis consimilibus* ; ces rayons ont, dans chaque pyramide visuelle, une disposition symétriquement égale par rapport à l'axe : si par un effort, nous dérangeons l'axe de nos yeux de façon que ce ne soient pas *duo radii consimiles* qui arrivent à l'objet, celui-ci nous apparaît double. Ptolémée remarque que dans certains cas la diplopie est homonyme, dans d'autres elle est croisée.

Ptolémée connaît certains faits de persistance de l'image dans l'œil : il en donne comme exemple un point sur un disque en rotation qui apparaît comme un cercle, ou la fixation d'une couleur vive qui nous fait voir ensuite les objets avec la même coloration. Sur un disque composé de segments diversement colorés et mis en rotation, il note la disparition des couleurs remplacées par une teinte uniforme, mais il ne connaît pas les règles qui président à l'apparition de la couleur résultante.

Le cinquième livre de l'optique de Ptolémée est consacré à la réfraction des rayons lumineux, dont il note la déviation par rapport à la perpendiculaire : il donne une appréciation numérique, sous forme de tableaux, de la déviation des rayons passant, de l'air, dans l'eau et le verre, sous des degrés d'incidence différents. Malheureusement il nous manque de ce livre la partie la plus intéressante qui traitait de la réfraction à travers les corps à surface sphérique.

Aussi la question de savoir si les anciens connaissaient les lentilles divergentes et convergentes est discutable : Sénèque, Macrobe avaient observé que les objets plongés dans des vases de verre sphériques (*in doliolis*) apparaissent plus gros ; mais ils attribuent ce phénomène à l'eau et non à la forme du récipient. Pline raconte que les médecins pour pratiquer des cautérisations se servaient d'une sphère de cristal de roche exposée aux rayons du soleil : il ajoute qu'on peut par ce procédé allumer une étoffe. Des loupes ont été trouvées dans les catacombes et à Pompéi ; on a prétendu, sans raisons plausibles, que les sculpteurs s'en servaient pour les travaux délicats. Quant aux verres concaves, ils sont représentés par la fameuse émeraude de Néron : leur existence est une fable reposant sur la fausse interprétation d'un obscur passage de Pline. Le témoignage des jurisconsultes romains, considérant, dans la vente des esclaves, la myopie comme un vice rédhibitoire, *vicium perpetuum*, nous fait bien voir qu'on ne connaissait aucun moyen de pallier aux inconvénients de cette affection.

PATHOLOGIE

On trouve éparses dans la *collectio hippocratica* une trentaine d'affections oculaires, telles que : les ophtalmies, le chalazion et l'abcès simple, le ptérygion, l'ectropion, l'entropion et le trichiasis, la procidence, l'irrégularité, l'agrandissement, le rétrécissement et l'obscurcissement de la pupille, l'amblyopie, la nyctalopie, le γλαύκωσις, le strabisme. La description de ces affections est excessivement vague, ce qui s'explique facilement sachant que l'école hippocratique, en anatomie, n'avait pas de terminologie fixe. Le traitement consiste surtout à dériver le cours des humeurs. Dans ce but sont employés, la saignée, les ventouses, les sternutatoires, les gargarismes âcres, et pour les cas plus graves, deux pratiques barbares, les incisions profondes dans le crâne, et l'ustio venarum ou cautérisation au fer rouge ou à l'huile bouillante des vaisseaux de la région péri-orbitaire et même du dos.

La pathologie oculaire se trouve bien décrite d'abord dans Celse (livres VI et VII), puis avec plus de détails d'abord dans Aetius (livre VII) et Paul d'Égine (livres III et VI).

Affections de la conjonctive. — Les *ophtalmies*, divisées en sèches et humides, sont indiquées dans l'œuvre hippocratique : leur caractère épidémique est signalé à côté de l'influence saisonnière.

Parmi les affections des conjonctives, Celse distingue : 1° la *lippitude* humide, c'est l'οφθαλμια des Grecs ; sèche, elle prend le nom de ξηροφθαλμια ; 2° l'*aspritudo*, qui correspond au trachome; 3° la *lippitudo dura*, affection mal définie, dans laquelle le praticien ne peut renverser les paupières ; elle succède à l'*inflatio oculorum* et peut engendrer le *chemosis*, employé ici dans le sens d'ectropion.

Galien et ses successeurs divisent les ophtalmies : 1° selon l'intensité des phénomènes inflammatoires, en forme grave, χημωσις, et en forme légère ταραξις ; 2° selon la quantité de l'écoulement, en επιφορα, ou en ξηροφθαλμια. Sous le nom de τραχωμα, Severus, un praticien du III° siècle, donne une exacte description de l'ophtalmie granuleuse.

La notion étiologique qui domine les différentes affections oculaires dans la collection hippocratique c'est l'état catarrhal; accessoirement interviennent les influences saisonnières et la contagion. Quand on a dérivé le cours des humeurs par les moyens que nous avons vus, auxquels il faut ajouter la διαχρισις, on peut avoir recours aux agents locaux.

L'emploi des collyres est réprouvé dans les états aigus. Dans leur composition entrent : pour le règne végétal, le safran, la myrrhe, le suc de pavot ; pour les minéraux, différents sels impurs de cuivre et de plomb. La bile et le lait de femme sont les excipients.

Celse emploie le traitement hippocratique dans toute sa rigueur. Les fomentations, les collyres astringents, les dérivatifs (saignée, scarification à la nuque et aux jambes) sont les remèdes préférés de .Galien. L'ustio venarum, les incisions profondes du crâne sont attaquées par Séverus qui les traite de moyens barbares, mais elles trouvent des défenseurs dans Léonidas, Aetius et Paul d'Égine.

La blépharoxis restera longtemps en honneur; Paul la pratique avec un instrument spécial; Galien, Severus restreignent son emploi aux cas sans ulcération de la cornée.

Les *clavi oculorum* décrits par Celse paraissent être des phlyctènes, ou des boutons d'épisclérite.

L'*unguis* ou *ptérygion* est le plus souvent interne; récent, il peut guérir par des collyres astringents; ancien, il exige un traitement chirurgical.

Affections de la cornée. — Les pustules de la cornée, dit Celse, engendrent des ulcères sordides, creux ou invétérés; ils laissent des cicatrices (leucomes), et peuvent donner naissance au staphylome, ainsi appelé pour sa ressemblance avec un grain de raisin. Celui-ci est justiciable surtout du traitement chirurgical.·

Les ulcères de la cornée sont étudiés en détail par Galien, Aetius et Paul d'Égine. On distingue l'ἄργεμα, petit ulcère rond et marginal, le κοίλωμα rond et profond, le βόθριον large et profond, l'ἐπίκαυμα recouvert d'une escarre. A cette distinction subtile ne correspond aucune indication thérapeutique spéciale.

Galien est le premier médecin grec qui cite l'hypopion. D'après Aetius, on appelle *onyx* l'ulcération dans laquelle le pus sécrété fuse entre les membranes de l'œil; prenant la forme du bord de la cornée, il ressemble à une coupure d'ongle. Lorsque le pus occupe la moitié du noir de l'œil, ou apparaît derrière la totalité de la cornée, on l'appelle *hypopion*. Cette compréhension de l'hypopion embrasse donc aussi l'iritis purulente.

Pour distinguer l'hypopion de l'hypochyma, Galien recommande un moyen inventé par le médecin Justos, qui consiste à secouer la tête du patient pour voir si l'exsudat est ou n'est pas mobile. Contre l'hypopion, Galien reprend l'incision hippocratique à la partie inférieure de la cornée, au point appelé σταφυλή; Aetius fait une simple ponction avec l'aiguille à cataracte en dessus de la collection purulente.

S'ils arrivent à perforation, les ulcères entraînent l'écoulement de l'humeur aqueuse et le prolapsus de l'iris. Paul d'Égine distingue parmi les hernies de l'iris le μυοκέφαλον, enclavement irien semblable à la tête d'une mouche; le σταφύλωμα, prolapsus volumineux semblable à un grain de raisin; plus gros, proéminent sous la paupière, c'est le μῆλον, ou ἧλος s'il est endurci.

Les ulcères laissent des taches qui, selon leur forme, leur étendue, leur couleur, sont divisées en νεφέλιον, ἀχλύς, αὐλή, λεύκωμα.

Pour la teinture du leucome, Galien use du procédé suivant : cautérisation de la tache avec la pointe d'une aiguille rougie; après quoi, on remplit la brûlure d'un mélange de noix de galle et d'écorce de grenadier délayée dans une solution de sel cuprique.

Galien cite, sous le nom de διάπτωσις, les synéchies ou l'occlusion pupillaire, conséquence des inflammations de l'uvée.

Affections des humeurs de l'œil. — γλαυκωσις, γλαυκωμα, υποχυμα, *suffusio*.

Le terme de γλαυκωσις dans la collection hippocratique paraît désigner toute une catégorie d'affections oculaires ayant comme symptôme commun le trouble qui apparaît en le noir de l'œil.

D'après Rufus, les anciens médecins entendaient par γλαυκωμα et υποχυμα une seule et même affection ; les médecins d'Alexandrie, et avec eux Démosthène, voient dans le glaucoma une coloration bleuâtre produite par l'humidité ou la siccité du cristallin ; dans l'hypochyma, l'épaississement de l'humeur qui se trouve entre le cristallin et la cornée. Pour Celse, la suffusio ou hypochyma, la cataracte, est la concrétion de l'humeur qui se trouve dans l'espace vide situé en arrière de la pupille, en avant du cristallin. Il donne la description des différentes espèces de cataractes. Les unes sont susceptibles de traitements médicaux variés, d'autres appellent l'opération ou sont incurables. La description de la cataracte de Celse n'a pas été mieux détaillée par ses successeurs ; au xviie siècle, Fabrice d'Acquapendente recommandait la lecture de ce chapitre à ceux qui voulaient s'occuper de cette partie délicate de la pathologie oculaire.

Pour le glaucome, reprenant une idée déjà émise par Aristote, Galien le considère comme une sécheresse des yeux, et le différencie soigneusement de la cataracte ; la cataracte est la congélation de l'humeur aqueuse, le glaucome est une modification de l'humeur cristalline qui prend une couleur blanchâtre ou semblable à l'eau de mer ; il est dû à une sécheresse extrême de l'humeur cristalline.

Les auteurs de cette période ne connaissent pas de traitement chirurgical pour cette maladie et, malgré les collyres, la déclarent incurable.

Les médecins grecs postérieurs à Celse abattaient la cataracte et ont laissé des manuels opératoires détaillés. Quelquefois le broiement remplaçait l'abaissement ; l'extraction paraît avoir été pratiquée par quelques-uns.

Affections des paupières. — Les affections des paupières décrites par Celse, comprennent la phtiriase, la gratelle ou gale (*scabri oculi*), l'*hordeolum*, les *chalazia* mobiles sous la peau ou sous-cartilagineux, les *vesicæ* ou kystes graisseux.

Il faut beaucoup de bonne volonté pour voir la pustule maligne dans le *carbunculus*, ce me paraît plutôt être une forme de blépharo-conjonctivite.

L'ankyloblépharon comprend l'adhérence des paupières entre elles, et l'adhérence des paupières avec le blanc de l'œil ; cette affection nécessite une opération.

Celse distingue nettement l'entropion du trichiasis ; il prône contre ces affections différents procédés chirurgicaux.

L'ectropion est opératoire ou sénile.

La description de la *minutio oculi* est peu précise : les uns y voient le phimosis palpébral, d'autres, la phtisie du globe.

Affections du grand angle. — Du côté du grand angle, nous trouvons l'*encanthis*, petit tubercule naissant à la suite de l'opération défectueuse du ptérygion et exigeant l'excision.

Le *pox* est un larmoiement consécutif à l'arrachement de la caroncule dans l'opération du ptérygion.

La dacryocystite est dénommée *aegylops* ; elle est décrite comme une fistule d'où distille continuellement de la pituite (Celse ignorait l'appareil lacrymal) ; elle se traite par l'excision de la tumeur suivie d'une cautérisation au fer rouge. Le traitement chirurgical de la fistule lacrymale est exposé avec de nombreux détails par Galien et ses successeurs.

Affections intéressant le globe dans sa totalité. — Celse décrit les traumatismes entraînant, tantôt une simple ecchymose qui appelle comme thérapeutique le sang de colombe ou d'hirondelle, tantôt des affections plus graves qui entraînent la perte de l'organe.

Sous le nom de *proptosis*, Celse englobe dans la même description la panophtalmite et les tumeurs du globe : leur traitement est surtout chirurgical.

Affections musculaires. — Le strabisme est signalé dans la collection hippocratique ; il est la suite de l'épilepsie, ou constitue une affection héréditaire.

Sous le nom de *resolutio oculorum*, Celse décrit les paralysies musculaires et le nystagmus.

Le strabisme de Galien est une paralysie ou une crampe des muscles de l'œil. Paul d'Égine y voit une affection spasmodique congénitale ; pour redresser l'œil, Oribase recommande de faire porter un masque ou d'attacher de petits objets brillants du côté opposé à l'organe strabique, de façon à attirer les regards de l'enfant de ce côté et corriger ainsi la déviation.

Amblyopie, vices de réfraction. — L'amblyopie, d'après la collection hippocratique, est due à l'hydropisie du cerveau ou à l'occlusion du canal allant de l'œil au cerveau.

Pline distingue la *caligo*, amblyopie reconnaissant comme cause la lippitude, l'âge ou les infirmités ; l'héméralopie, cécité nocturne qui n'attaque jamais les femmes réglées ; la mydriase, avec ou sans amaurose, qui est quelquefois guérie par les eaux minérales (peut-être est-ce l'amblyopie hystérique ?). Celse compte la nyctalopie ou cécité nocturne comme une forme particulière d'*imbecillitas oculorum* ; Galien au contraire définit la nyctalopie un état dans lequel les malades y voient mieux la nuit que le jour[1].

---

[1] Aussi Isidurus Hispalensis (vi° siècle) dans son encyclopédie définit la nyctalopie : « passio qua per diem visus patentibus oculis denegatur, et nocturnis irruentibus tenebris redhi-

Galien voit dans l'amblyopie la conséquence d'une affection du nerf optique qui oblitère les πόροι par lesquels vient le πνεῦμα. Les amblyopies viennent, par sympathie, des affections du cerveau ou des maladies de l'estomac à la suite desquelles il s'élève des vapeurs noires qui troublent l'humeur aqueuse.

Aristote mentionne les anomalies de la vison; nous rencontrons chez lui pour la première fois le mot μύωψ pour désigner ceux qui ont la vue courte : ils clignent des paupières afin de mieux voir et de diminuer la fente palpébrale. Le défaut opposé se rencontre chez les vieillards : s'ils voient bien de loin, ils ne distinguent pas les petits objets placés près de l'œil.

Aristote remarque qu'en mettant la main devant les yeux, ou en regardant à travers un tube étroit, les myopes distinguent mieux les objets.

Alexandre d'Aphrodisias voit dans la myopie un vice du spiritus visibilis : trop léger et trop clair, il se dissipe rapidement et n'est plus assez fort pour embrasser l'objet. Le défaut opposé existe chez le vieillard : l'esprit abondant et épais a besoin d'un long espace pour s'atténuer et devenir propre à la perception.

Paul d'Egine voit dans la myopie une faiblesse de l'esprit visible. Les anciens entendaient d'ailleurs le mot μύωψ ou *lusciosus* d'une façon différente, englobant dans cette affection les amblyopies par vice de réfraction et maladie, la photophobie, et souvent l'héméralopie et la nyctalopie. D'accord avec les jurisconsultes, Paul d'Égine voit dans la myopie un *vitium perpetuum* incurable.

L'asthénopie accommodative est vaguement observée par Démosthène.

Galien fait intervenir dans la presbytie l'épaississement des humeurs et des tuniques, joint aux modifications pathologiques du *spiritus visivus*. Il englobe d'ailleurs la presbytie dans les affections comprises sous le nom d'*hebetudo oculorum*.

Les anciens ne connaissaient aucun moyen autre que l'emploi des collyres pour pallier aux inconvénients de la presbytie, et Suétone, Cicéron, Cornélius Nepos rapportent que lorsqu'on est vieux, on n'a pas d'autre ressource que de se faire lire par un esclave.

THÉRAPEUTIQUE

Les collyres recommandés contre les différentes affections oculaires sont innombrables. Scribonius Largus[1], comme règle générale, recommande de n'employer au début de l'affection que des collyres faits avec des sucs végétaux, car les collyres de poudre, quelque bien pulvérisés qu'ils soient, éraillent toujours les yeux. L'opium, ajoute-t-il, doit entrer dans toutes les prépa-

---

betur; aut versa vice (ut plerique volunt) die redditur, nocte negatur. » *Etymologiae*, liber IV, caput 8. Madrid, 1599.

[1] Médecin du 1er siècle, dont nous avons un traité de thérapeutique, *de compositione medicamentorium*, publié pour la première fois en 1529.

rations oculaires. Les ocularii cachaient avec un soin jaloux la composition de leurs remèdes, et Scribonius a eu beaucoup de peine à se procurer certaines de leurs formules. Ces formules sont généralement compliquées : ainsi le collyre d'Hermon, rapporté par Celse, ne contient pas moins de vingt et une substances : une véritable thériaque. Les substances actives en usage étaient les sels de plomb, de zinc, de cuivre et de fer, généralement impurs. Le lait de femme, l'urine, la bile, la salive sont les excipients en honneur. Notons également que les lotions avec de l'eau chaude, ou des macérations chaudes de différentes plantes sont très recommandées par Scribonius Largus.

La chair et le fiel de certains animaux, des oiseaux, des poissons sont des remèdes très en honneur *intus vel extus* (la chair d'hirondelle en particulier passait pour avoir une action toute spéciale sur la vue). Les fèces, le méconium de l'antique Egypte reparaissent dans la période post-galénique ; nous tombons ensuite dans les amulettes dont la crédulité humaine, mais surtout la crédulité romaine, a toujours fait le plus grand usage. Les eaux minérales sont employées contre un certain nombre d'affections oculaires. Paul d'Égine recommande celles contenant du fer comme ayant une action des plus salutaires sur les yeux.

CHIRURGIE

La chirurgie oculaire est à peine indiquée dans la collection hippocratique ; outre l'*ustio venarum* et les incisions profondes des téguments craniens pour dériver le cours des humeurs, nous voyons mentionnée, dans l'amblyopie, pour évacuer l'eau ramassée sous le crâne, une incision suivie d'une véritable trépanation. Sont encore indiqués : l'extraction du pus de l'intérieur de l'œil au moyen d'une incision profonde; l'extraction de la pointe d'une flèche enfoncée dans la paupière (opération renouvelée par Critobule qui retira un dard de l'œil de Philippe, mais plus heureux que le médecin du roi de Macédoine, le praticien hippocratique conserva la vue de son patient), enfin contre l'ectropion un système de sutures embrassant un pli cutané de la paupière. Ce dernier passage, peu clair, a donné lieu à nombreuses discussions et à des interprétations variées.

Contre les affections palpébrales (peut-être les granulations), on emploie la *blépharoxysis*, c'est-à-dire le raclage de la conjonctive avec un corps dur. Cette pratique nous apparaît comme un de ces moyens primitifs que suggère la nature; le capitaine Cook rapporte avoir vu dans une île jusques alors inconnue de l'Océanie, une femme pansant les yeux de son enfant malade ; elle avait renversé les paupières et les faisait saigner avec un instrument en bois. Les femmes sarrazines employèrent plus tard les feuilles de figuier ; Hippocrate usait d'une tige de bois recouverte de laine rude ; on saupoudrait ensuite la surface cruentée avec de la fleur de cuivre.

La chirurgie oculaire est pour la première fois décrite en détail par Celse (livre VII) ; elle fut perfectionnée par ses successeurs.

Entropion et trichiasis. — Anagnostakis divise les opérations faites par les anciens contre cette affection, en quatre méthodes : renversement du bord palpébral, transplantation du sol ciliaire, destruction des bulbes, déviation des cils.

1° RENVERSEMENT DU BORD PALPÉBRAL. — Le procédé hippocratique consistait probablement à étrangler un pli cutané avec des sutures, de façon à obtenir sa mortification. Celse excise un lambeau myrtiforme de la paupière, et réunit les lèvres de la plaie par des sutures. On se servait pour saisir le pli cutané d'une pince à extrémités semi-lunaires, appropriées à la surface des paupières ; Paul d'Égine l'appelle pince à paupières. Si le trichiasis était partiel, on limitait l'excision à la partie de la paupière correspondant aux cils déviés.

Paul d'Égine pratique aussi l'étranglement d'un pli horizontal de la peau, glissé dans la fente d'un morceau de roseau, dont les extrémités sont fortement liées ensemble ; au bout d'une quinzaine de jours, le pli cutané est mortifié et tombe avec le roseau.

Chez les sujets pusillanimes, Paul d'Égine forme une escharre cutanée par des applications répétées d'un caustique composé de chaux vive, de cendre et de savon.

2° TRANSPLANTATION DU SOL CILIAIRE. — Rudimentaire à l'époque de Celse, ce procédé fut perfectionné par Aetius et surtout par Paul d'Égine.

Le procédé de Paul comprend trois temps principaux : 1° division du bord palpébral en deux feuillets, l'antérieur comprenant les cils et leurs racines ; 2° excision d'un lambeau myrtiforme de la paupière ; 3° suture embrassant seulement le feuillet antérieur de façon à amener son glissement sur le feuillet postérieur et l'adhérence des deux feuillets dans cette nouvelle position.

Aetius déclare avoir emprunté cette méthode au médecin Léonidas ; il y joignait quelquefois l'évidement du cartilage tarse au moyen d'une incision profonde intéressant toute l'épaisseur du cartilage.

3° DESTRUCTION DES BULBES CILIAIRES. — Cette méthode est réservée aux cas où les cils déviés sont peu nombreux. On commençait par arracher les cils, puis on introduisait dans leur trajet l'extrémité pointue d'une sonde ou d'une curette incandescente (Paul d'Égine), ou bien une aiguille aplatie rougie au feu (Celse).

4° DÉVIATION DES CILS : ἀναδροπιασμός. — Ce procédé était employé quand il y avait seulement un ou deux cils gênants. On passait dans le trou d'une aiguille fine les deux extrémités d'un cheveu de femme ou d'un fil très fin ; on traversait le bord palpébral avec l'aiguille, en introduisant le cil dans l'anse du fil ; on l'attirait ainsi dans le trajet artificiel fait par l'aiguille (Celse, Paul d'Égine). Celse citant ce procédé, le repousse et le considère comme tombé en désuétude.

Ectropion. — Les anciens distinguaient l'ectropion hypertrophique et l'ectropion cicatriciel, siégeant tous les deux dans la paupière inférieure.

Trois procédés sont employés contre l'ectropion *hypertrophique* :

1° EXCISION DE LA MUQUEUSE. — Cette opération est déjà indiquée dans la collection hippocratique. L'excision était suivie d'une cautérisation au fer rouge (en évitant de toucher au terrain ciliaire) ; on saupoudrait ensuite la plaie avec de la fleur de cuivre. Aetius fait l'excision sans cautérisation ignée. Paul d'Égine excise un lambeau myrtiforme parallèlement au bord ciliaire ; il passe un fil à travers le lambeau, puis tirant sur le fil, sectionne en dessous du fil.

2° EXCISION TRIANGULAIRE. — C'est un procédé dû à Antyllus mais rapporté par Paul d'Égine. On circonscrivait par deux incisions un lambeau muqueux triangulaire à sommet interne, la base étant parallèle au bord ciliaire, et on excisait *ce lambeau comprenant toute l'épaisseur* de la paupière ; on réunissait ensuite par des sutures les deux lèvres de la plaie.

3° CAUTÉRISATIONS. — Celse traite l'ectropion hypertrophique par de simples cautérisations avec un fer mince incandescent ; Aetius a recours aux caustiques pour détruire la muqueuse épaissie.

Dans l'ectropion *cicatriciel* nous trouvons deux procédés peu différents, celui de Démosthène et celui d'Antyllus.

1° PROCÉDÉ DE DÉMOSTHÈNE. — C'est l'incision de la cicatrice combinée ou non avec l'excision de la muqueuse épaissie. Celse recommande de donner à l'incision une forme semi-lunaire, les pointes du croissant étant dirigées vers la joue ; on bourre la plaie de charpie pour maintenir les lèvres écartées.

2° PROCÉDÉ D'ANTYLLUS (rapporté par Aetius). — C'est l'excision de la cicatrice combinée avec l'excision d'un lambeau triangulaire dans la paupière, comme dans l'ectropion muqueux.

Lagophtalmos. — Le lagophtalmos consiste en une cicatrice vicieuse siégeant surtout à la paupière supérieure et empêchant de fermer l'œil : cette infirmité est la suite d'une opération d'entropion mal conduite ou bien est consécutive à un abcès de la paupière. Si la malformation est excessive, elle est incurable ; si elle est légère, Celse indique l'opération suivante : en dessous du sourcil, incision semi-lunaire, les pointes du croissant étant dirigées en bas. L'incision doit arriver jusqu'au tarse sans l'intéresser, car sa lésion entraînerait une chute irrémédiable de la paupière. La plaie béante est alors bourrée de charpie pour empêcher les téguments de se rejoindre, et susciter la production de bourgeons charnus.

Tumeurs des paupières (κριθή, chalazia, loupes, kystes). — Les orgelets (κριθή) se traitent par incision et expression. Les *chalazia* sont disséqués, après incision soit du côté de la muqueuse, soit du côté de la peau. Les kystes sont enlevés, après simple incision, ou excision d'un lambeau cutané correspondant au volume de la tumeur ; on doit éviter l'ouverture de l'enveloppe de la tumeur qui deviendrait alors difficile à extirper ; on ferme la plaie par une suture (Celse).

Aegylops (tumeur lacrymale). — Les opérations dirigées contre les abcès lacrymaux ont pour but la destruction du sac ou l'ouverture d'une voie artificielle :

1° Incision simple. — Paul d'Égine fait une incision transversale dans la tumeur « en commençant par le point qui proémine du côté de la commissure palpébrale, et étendant l'incision vers le reste de l'abcès ». On maintient ensuite la plaie béante, et on applique des topiques dessiccatifs.

2° Destruction du sac. — On l'obtenait par différents moyens : « ayant incisé à côté du grand angle, dit Galien, écartez les bords de la plaie ; appliquez à diverses reprises un trépan mince, puis faites usage de l'emplâtre cuprique, ainsi les squames se détacheront et les malades guériront. » Le procédé de Galien se réduisait donc à une extirpation incomplète suivie d'une cautérisation légère.

Celse rapporte que, de son temps, certains praticiens ouvraient le sac et y introduisaient des caustiques légers, tels que du sulfate de cuivre ou du sulfate de fer (*atramentum sutorium, chalcitis*). La guérison par ce procédé était longue, et l'auteur latin préfère le fer rouge. Il commence par exciser la paroi antérieure du sac en la saisissant et l'attirant avec un crochet ; il porte ensuite le fer rouge dans la cavité béante, profondément s'il y a carie osseuse.

Aetius recommande de couvrir l'œil d'une éponge pendant l'opération et de cautériser non seulement le fond, mais aussi les parties latérales de la cavité, et surtout la paroi supérieure. Paul d'Égine décrit les cautères olivaires, cautères à aegylops, employés pour cette opération.

La cautérisation au plomb fondu est ainsi décrite par Galien : « certains chirurgiens, au dire d'Archigènes, après avoir incisé la région lacrymale, introduisent à travers cette ouverture un entonnoir fin qu'ils appuient sur l'os, puis ils versent du plomb fondu et obtiennent ainsi une très bonne guérison. »

3° Perforation de l'os. — Cette opération est citée par Galien et Paul d'Égine : « quelques-uns, au lieu de cautère, perforent l'os avec un trépan perpendiculairement au nez » (Galien). « Quelques-uns après l'excision des chairs appliquent le trépan et ouvrent ainsi aux larmes ou au pus un passage dans le nez » (Paul d'Égine). Cette opération, d'après le même auteur, était réservée aux cas où il y avait carie de l'os.

Blépharoxysis. — Cette opération, que nous avons trouvée décrite dans la collection hippocratique contre les ophtalmies, consiste dans le raclage de la conjonctive palpébrale avec un corps dur ; le praticien hippocratique opérait avec un morceau de laine rude roulé autour d'une baguette. Celse recommande l'emploi de la surface rugueuse d'une feuille de figuier, d'une sonde ou d'un scalpel : il recouvre ensuite la plaie avec une substance astringente.

Paul d'Égine a inventé pour ce raclage un instrument spécial, le βλεφαροξύστρον. Galien et Severus restreignent l'emploi de la blépharoxysis aux cas sans ulcérations de la cornée.

Ankyloblépharon. — Pour Celse l'ankyloblépharon comprend l'adhérence des paupières entre elles, et l'adhérence des paupières avec le blanc de l'œil. Dans le premier cas, on engage l'extrémité large d'une sonde entre les paupières, on les sépare, puis on place entre elles de la charpie jusqu'à cicatrisation de la plaie.

Dans le second cas, voici la méthode du praticien romain : « lorsqu'une des paupières est collée au blanc de l'œil, Héraclide de Tarente a imaginé de la détacher en dessous avec le tranchant d'un scalpel, mais en usant d'une grande circonspection afin de ne rien emporter de l'œil ou de la paupière. On panse ensuite l'œil avec les onguents en usage contre les granulations, et chaque jour on renverse la paupière, non seulement pour étaler le médicament sur la plaie, mais encore pour prévenir une nouvelle adhérence ; on prescrit même au malade de soulever souvent cette paupière avec les doigts. Pour moi, je n'ai pas souvenir que quelqu'un ait jamais guéri par ce procédé. Mèges raconte avoir essayé maintes fois cette opération et toujours sans succès, l'adhérence de la paupière à l'œil s'étant toujours reproduite ».

Unguis. — L'opération de l'*unguis* ou *ptérygion* est ainsi décrite par Celse : « le médecin, les paupières étant écartées par un aide, passe un crochet sous le sommet de l'unguis, le soulève et glisse dessous une aiguille enfilée ; saisissant les deux extrémités du fil, il soulève l'unguis et détache avec le manche du scalpel les adhérences qu'il pourrait avoir avec le globe. Il lâche et tend tour à tour le fil pour bien découvrir le point où l'unguis commence et celui où il finit. Il tire alors sur l'unguis avec modération, et l'excise au scalpel de manière à ne pas léser l'angle. On met ensuite de la charpie enduite de miel, écartant tous les jours les paupières, pour les empêcher d'adhérer à la cicatrice. »

Aetius, pour détacher les adhérences du ptérygion avec le globe, passe, en même temps que le fil, un crin de cheval, qu'il fait glisser de l'une à l'autre extrémité de l'excroissance ; les adhérences de l'unguis avec le globe étant ainsi détruites, il sectionne son point d'insertion cornéen au moyen d'un couteau spécialement construit pour cela.

Staphylome. — Trois procédés sont employés contre le staphylome : ligature simple (Celse, Galien, Paul d'Égine); excision sans suture (Celse); excision avec suture (Aetius).

1° LIGATURE SIMPLE. — On passe à travers la base du staphylome une aiguille enfilée de deux fils ; on les noue, l'un en haut, l'autre en bas, en serrant progressivement de façon à obtenir la section ou la nécrose de la tumeur.

2° EXCISION SANS SUTURE. — Avec un couteau on enlève à la pointe du staphylome un lambeau gros comme une lentille, et on étend sur la blessure un caustique léger, tel que le *spodium* ou la *cadmie* (variétés d'oxyde de zinc).

3° EXCISION AVEC SUTURE. — Ce procédé consiste à passer en croix deux aiguilles spéciales (de celles dont le chas est à côté de la pointe) à travers la tumeur ; ces aiguilles sont munies d'un double fil qui sert à serrer la base de la tumeur : on résèque ensuite le staphylome en dessus des aiguilles serrant les fils qui empêchent l'œil de se vider. On enlève les aiguilles ; les fils tombent spontanément après cicatrisation.

Hypopion. — On pratiquait contre l'hypopion l'incision simple ou la paracentèse de la cornée :

1° INCISION DE LA CORNÉE. — Cette opération, mentionnée dans la collection hippocratique, est ainsi exposée par Galien : « souvent nous avons évacué le pus tout d'un trait, en incisant la cornée un peu en dessus de l'endroit où toutes les tuniques de l'œil se réunissent ; quelques-uns nomment ce lieu iris, d'autres l'appellent couronne. »

2° PARACENTÈSE DE LA CORNÉE. — Aetius se contente d'une ponction dans la cornée faite avec l'aiguille à cataracte, parallèlement au plan antérieur de l'iris. Tandis que Galien incisait la cornée toutes les fois qu'il y avait collection purulente, Aetius ne pratique la ponction que lorsque le pus est abondant et rassemblé à la partie inférieure de la chambre antérieure. Dans les simples abcès cornéens, l'intervention est inutile, car le pus s'évapore, nous dit Aetius, à mesure que l'ulcère se déterge.

Cataracte. — Trois méthodes paraissent avoir été connues des anciens : l'abaissement, le broiement, l'extraction.

1° ABAISSEMENT. — Voici la méthode d'abaissement décrite par Celse : « on attendra que la cataracte paraisse avoir perdu sa fluidité et acquis une certaine consistance. Avant l'opération, on doit, pendant trois jours, prendre peu de nourriture, ne boire que de l'eau, et observer la veille une diète complète. Le patient ainsi préparé est placé sur un siège tourné du côté du jour dans une chambre bien éclairée. Le médecin s'assied vis-à-vis et un peu plus haut que le malade. Par derrière un aide maintient la tête immobile... on applique sur l'autre œil un bandeau de laine. L'œil gauche doit être opéré avec la main droite, et l'œil droit avec la main gauche. On prend alors une aiguille assez pointue pour perforer, mais pas trop mince. On l'enfonce en ligne droite, à travers les deux tuniques superficielles, au milieu de l'espace compris entre le noir de l'œil et l'angle temporal, et à distance du milieu de la cataracte de façon à ne pas blesser les vaisseaux. On la pousse sans crainte parce qu'elle est reçue dans un espace vide où un opérateur même peu exercé ne saurait méconnaître qu'elle est arrivée à l'absence de résistance à la pression. On l'incline alors vers la cataracte, lui imprimant un léger mouvement de rotation, et l'on pousse peu à peu la cataracte au-dessous du champ de la pupille. Dès que la cataracte a franchi la pupille, on appuie un peu plus fort pour l'enfoncer à la partie inférieure de l'œil... On doit ensuite retirer l'aiguille en ligne droite, et appliquer sur l'œil de la laine douce enduite de blanc d'œuf ».

2° Broiement. — Le broiement est indiqué par Celse beaucoup plus nettement que par Galien. Après avoir décrit l'abaissement Celse ajoute : « si la cataracte se maintient ainsi enfoncée, l'opération est terminée ; si elle remonte, il faut avec la même aiguille la sectionner, et la réduire en plusieurs morceaux qu'il est plus facile de faire disparaître les uns après les autres, et qui gênent moins la vision ».

Ajoutons que Pline dit qu'avant l'opération de la cataracte certains praticiens dilataient la pupille avec une décoction d'anagallis.

La plante que nous appelons actuellement anagallis (mouron des champs) ne parait avoir aucune action sur la pupille. Pline est d'ailleurs un auteur encyclopédique fort sujet à caution ; il raconte souvent par ouï-dire, et même quand il traduit, il n'est pas toujours heureux : témoin cet auteur grec qui rapportait qu'on ramollit l'ivoire en le faisant macérer dans du vinaigre ; prenant le mot grec ἔλεφας, dans le sens d'éléphant au lieu d'ivoire, Pline lui fait dire qu'on adoucit le caractère des éléphants en leur faisant boire du vinaigre. Cependant les anciens connaissaient l'action de la jusquiame sur la pupille, témoin ce passage de Galien : « on rend noirs les yeux glauques des femmes par la fleur bleue de jusquiame séchée à l'ombre ; pour l'employer, on la mêle à du vin et on l'applique en onctions ».

3° Extraction. — Pour l'extraction le seul document qui nous permette de conclure à son existence chez les anciens, est le passage suivant de Galien : « Pour la cataracte, si elle ne cède pas au traitement nous la déplaçons dans un lieu moins important. Du reste, quelques chirurgiens ont entrepris d'extraire aussi la cataracte de la manière dont je traiterai dans le livre des opérations chirurgicales. » Les œuvres chirurgicales de Galien étant perdues, nous n'avons pas d'autres détails. Cette opération dut rapidement tomber en désuétude, ce qui explique pourquoi les auteurs ultérieurs n'en font point mention.

Opérations sur le globe. — Dans la panophtalmite, Celse incise le globe : « Si la suppuration se montre, on incise l'œil du côté de l'angle temporal afin que par l'évacuation du pus la douleur et l'inflammation cessent, et que les tuniques s'affaissent, ce qui rendra plus tard le visage moins disgracieux. »

Quand, au lieu de se résoudre en pus, l'œil se durcit (tumeur ?) on excise la partie proéminente avec un scalpel.

Instrumentation. — Telle fut la chirurgie des anciens Grecs, de la pratique de laquelle de nombreux siècles se sont contentés ; et combien d'opérations modernes qui ne sont que la mise au point des procédés antiques ?

Les instruments dont se servaient les oculistes romains sont parvenus jusqu'à nous : les deux boîtes trouvées dans les tombes de Firmius Severus et de Polleius Solemnis nous montrent un certain luxe dans les manches damasquinés d'argent. Nous voyons figurer : les scalpels à lame mobile, avec une spatule à l'extrémité du manche, tels que les décrit Celse, pour décortiquer les tumeurs palpébrales ; le petit cautère pour l'opération de l'aegylops ; les érignes ou *hamuli*; les pinces à mors plats et à dents de souris ; les spatules ou *spicilla* servant à appliquer les onguents. A côté de la pierre d'oculistique du propriétaire, nous rencontrons une amulette, car la crédulité romaine aimait ces moyens surnaturels, et l'encyclopédie de Pline est pleine de remèdes magiques qu'il a religieusement recueillis et reproduits.

CHAPITRE III

L'OPHTALMOLOGIE DANS LA MÉDECINE ARABE

La médecine arabe s'élève sur les ruines de la science grecque ; dès le
viie siècle, celle-ci commence à décliner et ne produit plus que des manuels
ou des formulaires sans valeur.

La médecine arabe, dans une première période, s'initie à la science grecque : c'est la période de la traduction du grec en arabe. Ce travail a commencé
vers la fin du viie siècle avec Sergius, Etienne d'Alexandrie, etc. ; viennent
ensuite les traducteurs célèbres : Tsabet ben Corra, Honein, Hobeich, etc. Les
auteurs traduits sont, dans le domaine des sciences médicales : Hippocrate,
Dioscorides, Rufus, Galien, Oribase, Alexandre de Tralles (en particulier son
traité perdu des maladies des yeux), Actius, Paul d'Égine.

Après ce travail d'assimilation, commence pour la médecine arabe un
travail d'élaboration scientifique personnel. Mais les progrès de la médecine
arabe étaient fatalement limités par le manque de connaissances anatomiques ;
la loi, plus que la religion[1], leur interdisant les dissections, ils acceptèrent
sans contrôle l'anatomie de Galien. Il y a dans la médecine arabe plutôt des
perfectionnements de détail que des innovations caractéristiques.

La chirurgie est dans un état plus misérable que la médecine : l'aversion
superstitieuse de ces peuples pour les opérations chirurgicales et le discrédit
qui environnait ceux qui les pratiquaient, contribuent singulièrement à
enrayer les progrès de cette partie de l'art de guérir.

Dès le xie siècle, l'Orient rend aux chrétiens d'Europe le service qu'il avait
reçu des Grecs : il leur transmet les notions de médecine grecque que les
invasions des barbares et les bouleversements politiques ont fait tomber dans
l'oubli.

Nous assistons alors à une nouvelle série de traductions, à la traduction
des auteurs arabes en latin. Ce mouvement commence avec Constantin l'Afri-
cain (vers 1072) et se continue jusqu'à la fin du xiiie siècle.

L'ophtalmologie a été particulièrement cultivée dans l'école arabe. Dès le
viiie siècle elle apparaît en la personne de Zeinab, femme de la tribu de Beni-
Aoud, qui s'était fait une réputation dans le traitement des affections ocu-

[1] En effet, à ses débuts, la médecine arabe eut pour représentants surtout des nestoriens,
des juifs vers sa décadence. Les médecins musulmans furent relativement peu nombreux.

laires. Mésué, père de Jean, Gabriel l'oculiste de Mamoun, ont été des ophtalmologues célèbres au ixᵉ siècle.

Les hôpitaux apparaissent de bonne heure chez les peuples de l'Orient. L'hôpital de Djondisabour, où pratiqua Gabriel l'oculiste, était en plein fonctionnement dès la fin du viiiᵉ siècle ; celui de Bagdad date du ixᵉ siècle avec un service spécial d'ophtalmologie, les observations étaient conservées sur un registre fréquemment cité sous le titre de *recueil des oculistes de Bagdad*. Le père de l'historien Ebn Abi Ossaïbiah (xiiᵉ siècle) était chargé du service ophtalmologique de l'hôpital de Damas. Les hôpitaux du Caire datent du xᵉ siècle : les services ophtalmologiques y étaient assez multipliés pour qu'il existât une charge d'inspecteur des oculistes.

Les ouvrages des oculistes arabes furent nombreux ; malheureusement les uns sont perdus ; des autres, la plupart gisent dans nos bibliothèques sous forme de manuscrits attendant des traducteurs. Le plus célèbre de ces ouvrages fut le livre de l'œil en dix discours de Honein ben Ishaq (809-873), le Johannitius des auteurs latins du moyen âge. Ce traité ne nous est pas parvenu. Parmi les autres monographies perdues, citons celles de Mésué l'Ancien (777-857), de Tsabet ben Corra (mort en 901), d'Avenzoar.

Il nous reste de l'école arabe une douzaine environ de traités complets des maladies des yeux ; trois seulement ont été traduits en latin : ce sont ceux de Jesus Hali, d'Alcoatin, de Canamusali.

Jesus Hali (Issa ben Issa) était un persan qui vécut à la fin du xᵉ siècle. Son livre intitulé *le Mémorial des oculistes* est divisé en trois parties : la première est consacrée à la description de l'œil, la seconde, aux maladies qui sont appréciables aux sens, la troisième, aux maladies non appréciables aux sens (amaurose, héméralopie, myopie, etc.). L'auteur dit, dans son introduction, s'être surtout inspiré de Honein et de Galien ; il cite Paul d'Égine.

Alcoatin, chrétien de Tolède, écrivait en 1159 ; nous ne savons si les deux manuscrits que nous possédons de son œuvre sont l'original ou une traduction faite sur l'arabe. Ce traité est divisé en cinq livres : le premier est une introduction ; le second traite de l'anatomie de l'œil ; le troisième contient toute la pathologie de l'organe ; le quatrième et le cinquième sont de simples formulaires. Les principaux auteurs, dont s'est inspiré Alcoatin, sont Hippocrate, Galien, Johannitius, Jean fils de Mésué, et Abulcasis pour la chirurgie.

Canamusali (Omar ben Aly el Mously) serait un oculiste égyptien du xiᵉ siècle, dont l'œuvre a été seulement traduite en partie : les cinq premiers livres de cette traduction sont un formulaire, le sixième traite des opérations, le septième du régime alimentaire. Cet ouvrage est bien inférieur aux deux précédents.

Les traités généraux de Razes, d'Avicenne, d'Abulcasis compléteront les notions données par les spécialistes. Ces notions d'ailleurs ne seront exactes que le jour où on aura traduit les nombreux manuscrits des oculistes arabes encore inédits, et revu les traductions que nous possédons, car celles-ci, dit Casiri, *sunt melius perversiones quam versiones*.

L'ophtalmologie arabe est peu originale : c'est une copie de la médecine grecque avec des modifications de détails qu'il serait difficile d'embrasser dans une courte étude. Parmi les progrès accomplis, signalons les recherches d'Honein sur les affections des paupières et en particulier sur la xérophtalmie. Il attribue la cataracte à une dissolution du cristallin.

Le pannus, sous le nom de *sebel*, apparait pour la première fois dans les auteurs arabes ; les médecins latins du moyen âge l'appellent pain ou *pannicule*.

Alcoatin dans les inflammations de l'iris recommande les instillations de décoction de jusquiame.

La chirurgie oculaire, calquée sur celle des Grecs, s'enrichit de quelques perfectionnements : tel le catgut dont Alcoatin décrit les avantages sur la soie ordinaire dans les opérations des paupières. Dans les ophtalmies, Abulcasis pratique des scarifications sur la muqueuse conjonctivale. Avec Razes et Avicenne, il conseille, contre le pannus, la péritomie faite avec les ciseaux. Dans la fistule lacrymale, on fait surtout la perforation de l'os suivie de cautérisation au fer rouge. Avicenne pourrait être considéré comme le précurseur du cathétérisme, quand il recommande d'introduire dans la fistule un stylet recouvert de coton imprégné de substances médicamenteuses.

Pour la cataracte une nouvelle méthode opératoire fait son apparition dans la médecine arabe : c'est la succion.

Le premier auteur qui en parle est Tsabet ben Corra (826-901). Dans un passage rapporté par Salah Eddin (xiiie siècle) dans sa *Nour el Ouyoun :* « L'emploi de l'aiguille creuse n'est pas sûre, il ne faut pas ajouter foi à ceux qui prétendent qu'il leur a réussi. En effet, il y a dans l'œil des humeurs plus ténues que la cataracte elle-même. D'ailleurs la cataracte est recouverte d'une enveloppe qui est encore un obstacle à son issue par succion ». (Traduction de Leclerc.)

C'est donc bien à tort qu'Omar el Mously, au xie siècle, se donne comme l'inventeur de ce procédé ; son aiguille est volumineuse et l'oblige à faire une incision préalable dans la cornée. A l'une de ses extrémités, elle présente trois facettes ; on introduit cette extrémité dans l'œil, appuyant la facette munie d'une ouverture sur la cataracte, et l'on fait aspirer par un aide. L'aspiration doit être modérée pour ne pas dépasser le but, et suffisante pour empêcher le retour des matières aspirées.

Cette méthode est décrite par de nombreux auteurs des xiie et xiiie siècles : Mansour a vu faire cette opération ; il arrive qu'en même temps que la cataracte on aspire l'albuginée. Sedid Eddin ben Reffiqua, oculiste syrien né en 1168, pratique la succion et est l'inventeur d'une aiguille spéciale. Salah Eddin se contente de citer les opinions de Tsabet et d'Omar ; mais Khalifa ben Abil Mahassen, qui vivait dans l'Irak vers la seconde moitié du xiiie siècle, dans son *Kitab el Kafy fil Kohli* (le livre suffisant en oculistique), traite longuement de l'opération de la cataracte par succion.

Pour l'extraction, trois auteurs font allusion à ce procédé. Razes dans le *Continent*, dit : « Antyllus raconte que quelques opérateurs incisent en dessous de la pupille et extraient la cataracte. Cela pourra être fait lorsque la cataracte est subtile, mais lorsqu'elle est épaissie, elle ne pourra être extraite ainsi, car l'humeur sortirait avec elle. Quelques-uns, par l'incision faite dans la cornée, introduisent une canule de verre, et suçant ils sucent de l'albuginée avec la cataracte. »

Avicenne (traduction faite par Sichel sur le manuscrit arabe) s'exprime en ces termes : « Quelques-uns ponctionnent la partie inférieure de la cornée et font sortir l'eau (*id est* la cataracte) par l'ouverture, procédé dangereux, car lorsque l'eau est épaissie (*id est* la cataracte consistante) l'humeur aqueuse sort avec elle. »

Salah Eddin répète seulement qu'Antyllus pratiquait l'opération par extraction.

L'optique et la physiologie de la vision ont fait de sensibles progrès entre les mains du médecin Alahcen (Ebn el Heitsam de son vrai nom, xiᵉ siècle). La vision se fait par les rayons émanant de l'objet : la lumière est donc le facteur nécessaire à la production de l'acte visuel. La propagation de la lumière exige un certain temps, mais telle est la vitesse de la marche des rayons lumineux que cette marche échappe à la perception de nos sens. Alahcen établit que *omnis visio fit refracte*. Les rayons de l'objet, arrivant dans l'œil sont, les uns perpendiculaires, les autres obliques à sa surface. Les rayons perpendiculaires traversent les milieux oculaires sans déviation ; les rayons obliques seuls subissent une inflexion. La vision distincte s'effectue par les rayons perpendiculaires, quant aux rayons obliques, *adjuvant visum*. Les rayons convergent tous vers le centre de la sphère oculaire qui est le centre du cristallin ; celui-ci, dernière expansion des fibres du nerf optique, est l'organe propre de la vision ; c'est en lui que la lumière produit les modifications d'où résulte la sensation. Toutefois la vision n'est parfaite que lorsque ces modifications ont été transmises à l'*ultimum sentiens*, au nerf optique.

Alahcen suppose que la pupille est le centre de la cornée, ce qui permet à tous les rayons tombant sur la cornée de traverser le diaphragme irien, quelque petite que soit son ouverture. La forme sphérique de la cornée permet à l'œil de recueillir les rayons émanant d'une zone étendue.

Alahcen nous donne une ébauche de la marche des rayons lumineux dans les corps sphériques, mais il ne paraît pas avoir connu la loupe comme instrument d'optique.

CHAPITRE IV

L'OPHTALMOLOGIE AU MOYEN AGE EN DEHORS
DE L'ÉCOLE ARABE

Au moyen âge, quand la science grecque en Occident fut dans une complète décadence, la médecine se continua par une sorte de routine à l'ombre des monastères, où elle était enseignée avec les sept arts libéraux. A cette époque tous les lettrés étaient *méges* ou *physiciens*, mais la réciproque était rarement vraie. C'est de là que naquit la première école, celle de Salerne, vers le ix⁰ siècle.

L'enseignement de la médecine dans les écoles du moyen âge était surtout théorique : il consistait dans les lectures, dans d'oiseuses discussions sur Galien ou les arabes. A Salerne, l'anatomie se démontrait deux fois par an sur le cochon à défaut du singe[1] ; lorsque plus tard elles se firent sur les cadavres des criminels, ces démonstrations consistaient à ouvrir la tête, les cavités thoracique et abdominale pendant qu'un assistant lisait le passage correspondant de Galien ou d'Avicenne.

La chirurgie n'avait ni temple ni autels : elle s'apprenait en se mettant à la suite de quelque praticien célèbre.

Quant à l'oculistique, elle était en dehors de la médecine et de la chirurgie entre les mains des périodcutes (beaucoup d'entre eux avaient la double spécialité d'extraire la pierre et d'abaisser la cataracte : deux opérations, ajoutent les vieux statuts d'Avignon et de Marseille, qui peuvent être faites par un chacun, sans aucune maîtrise ni diplôme)[2].

Ce serait faire fausse route que de chercher à se rendre compte de l'état

---

[1] Aussi au milieu du xi⁰ siècle, Cophon écrivit-il un *traclatus de anatomia porci*, publié pour la première fois en 1532.

[2] En France, du moins, il en fut ainsi jusque vers le milieu du xiii⁰ siècle. Vers 1268, Boileau, prévôt de Paris, rassemblant les statuts des corporations, insère dans son *livre des métiers* les statuts de· chirurgiens entre ceux des chapeliers et ceux des fourbisseurs. Mais ce n'est que cinquante ans plus tard, avec Pitard, que les chirurgiens tentent d'élever leur art à un rang plus noble.

A Montpellier, le collège de chirurgie ou la corporation des chirurgiens ne remontent pas au delà du xv⁰ siècle. Au xiii⁰ et xiv⁰ siècle, la chirurgie s'enseignait à la Faculté de médecine, *teste* Guy de Chauliac et Valescus de Tarante. Mais avant la consécration papale de la Faculté (1220), quand l'enseignement était libre, l'oculistique fut passagèrement enseignée à Montpellier par Bienvenu de Jérusalem, ainsi que le prouvent ses manuscrits.

de l'ophtalmologie à cette époque par les écrits des médecins et des chirurgiens. La chirurgie ne s'occupait qu'accessoirement des maladies des yeux : Roger de Parme décrit quelques affections oculaires sans parler de la cataracte ; Brunus, Lanfranc copient textuellement les arabes ; Guillaume de Salicet déconseille aux chirurgiens de se lancer dans les opérations sur les yeux. Quant au *Breviarium de egritudinibus et curis oculorum* de Pierre d'Espagne (plus tard le pape Jean XXI), c'est un traité d'hygiène oculaire analogue à celui de Barnabas de Reggio ; il n'y est pas question une seule fois d'intervention chirurgicale. On y trouve les mêmes principes, formules et conseils médicaux que dans les auteurs célèbres du temps, tels que Bernard de Gordon, Jean Gaddesden, Arnaud de Villeneuve.

Le plus complet serait Guy de Chauliac : mais son livre n'a rien d'original ; il avoue lui-même n'avoir fait qu'une compilation de Jésus Hali, Alcoatin, Bienvenu, et autres.

Les périodeutes, entre les mains desquels se résumait l'exercice de l'oculistique, étaient généralement *stulti et stolidi, non saichant de leur art ;* ils écrivaient donc peu. Nous possédons les œuvres d'un seul d'entre eux qui jouit d'un grand renom : Bienvenu de Jérusalem.

Pour l'anatomie Bienvenu a comme maîtres Johannitius et Nicolas Praepositus, un obscur médecin salernitain du XIIe siècle. Il divise les affections oculaires en six catégories ; la première contient les cataractes qui comprennent sept espèces : quatre curables (parmi lesquelles est décrite la cataracte congénitale) et trois incurables (parmi celles-ci figure la cataracte verte). La seconde catégorie comprend les passions des yeux qui procèdent de la complexion du sang ; cette classe comprend la pruritude (blépharite), l'ophtalmie, les pannicules (granulations et pannus). La troisième classe comprend les maladies qui procèdent à l'occasion de flegme (le trichiasis et autres complications de l'ophtalmie granuleuse). Les passions des yeux pour raison de colère (quatrième catégorie) comprennent une espèce d'amaurose et une forme de pannicule. Dans la cinquième catégorie, embrassant les affections qui proviennent des humeurs mélancoliques, figurent l'opilation du nerf optique, l'ungule ou ptérygion, la malle humeur (?), le renversement des paupières, la meure (cancroïde des paupières). La dernière catégorie contient les affections d'origine traumatique parmi lesquelles est rangée la fistule lacrymale.

A propos de celle-ci, Bienvenu indique selon lui, et il devrait ajouter aussi selon certains arabes, l'origine des larmes : « Nous Bienvenu de Jérusalem à qui le Christ a donné la vraie expérience et connaissance de toutes les infirmités des yeux... nous disons que les larmes sortent par le point des paupières qui est à côté du nez, lequel point est appelé lacrymal. Semblablement elles sortent de la paupière supérieure comme de l'inférieure, et il y a deux pertuis assavoir un à chaque paupière. Si vous voulez vous en assurer et quitter l'erreur des anciens, regardez-en le grand lacrymal, à l'extrémité pointue de la paupière, là où finissent les cils, vous trouverez un pertuis d'où sortent les larmes ; un semblable pertuis existe à la paupière supérieure... Les larmes qui sortent par la paupière inférieure viennent du cœur quand quelqu'un a grand douleur... Celles qui viennent de la paupière supérieure procèdent du cerveau, à cause de quelque corruption ou abondance des humeurs. » Aussi Bienvenu appelle-t-il la dacryocystite « fistule lacrymale selon quelques-uns, et selon nous larmes corrompues ».

Pour expliquer la prédominance que Bienvenu donne aux granulations et à leurs complications, il faut rappeler qu'il exerça dans des pays (côtes de la Méditerranée et côtes barbaresques) où les granulations sévissent à l'état endémique.

Après Bienvenu de Jérusalem nous ne trouvons à mentionner que Jean Yperman (1295-1351), le père de la chirurgie flamande. Le livre II de son traité de chirurgie générale est une véritable monographie des maladies des yeux. Mais comme Guy de Chauliac, Yperman en emprunte beaucoup aux Grecs et aux Arabes. Il nous apparaît surtout comme un disciple de Bienvenu qu'il cite fréquemment sous le nom de Maître Bénévoud. Il suit le même plan d'exposition, et paraît lui avoir fait de nombreux emprunts. Parmi les idées personnelles de Jean Yperman, citons la notion de contagiosité des ophtalmies, qu'il déclare nettement pouvoir être causées par le contact avec une personne affectée d'une affection semblable.

Nous avons à signaler, au xiii* siècle, trois traités d'optique : la Perspective de Roger Bacon, la *Perspectiva communis* de Joannes Pthisanus, l'Optique de Vitellion.

La perspective de Joannes Pthisanus (John Peckam, archevêque de Cantorbery, 1240-1292), comme ouvrage classique, jouit d'une grande réputation : c'est d'elle que s'inspirait encore, à la fin du xvi* siècle, Fabrice d'Acquapendente écrivant son ouvrage sur la vision. La *perspectiva communis* ne présente rien de personnel, et ne se recommande que par sa brièveté.

Roger Bacon, observateur profond et mal connu, a noté chez les grands mammifères l'entrecroisement complet des fibres du nerf optique au chiasma : il pense qu'il en est de même chez l'homme. Il donne une théorie de la vision dans laquelle il montre la nécessité d'une lentille dans l'intérieur de l'œil, mais il ne dégage pas nettement le rôle du cristallin. Il étudie longuement les verres concaves et les verres convexes; il indique l'utilité pour les vieillards de se servir de loupes de faible épaisseur. C'est la première indication que l'on trouve de l'emploi des verres dans la presbytie. Les lunettes apparaissent d'ailleurs vers cette époque, c'est-à-dire dans les dernières années du xiii* siècle. Les premiers auteurs qui les citent sont, en médecine, Bernard de Gordon (avant 1305) et Guy de Chauliac (1363), en littérature Pétrarque (1364). Le plus ancien acte public les mentionnant daterait de 1282. Quant aux verres de myope, ils ne font leur apparition que vers la fin du xv* siècle.

L'optique de Vitellion est une volumineuse paraphrase de celle d'Alahcen.

Nous voyons apparaître, au xiii* siècle, la première œuvre philanthropique destinée aux malheureux privés de la vue : saint Louis fonde l'ordre *des nonvoyant en la meson des tras cens aveugles de Paris*, aujourd'hui les Quinze-Vingts.

CHAPITRE V

L'OPHTALMOLOGIE PENDANT LES XVIᵉ ET XVIIᵉ SIÈCLES

Les xvıᵉ et xvııᵉ siècles constituent une période intéressante par les progrès qui s'opèrent dans le domaine des connaissances ophtalmologiques. Tandis que les recherches anatomiques, nous sortant des données de Galien et de l'école arabe, précisent la structure de l'œil, deux graves erreurs qui persistaient depuis quinze cents ans, disparaissent : au commencement du xvııᵉ siècle, Kepler démontre le rôle exact du cristallin dans l'acte de la vision ; à la fin du même siècle, Borel, Lasnié et Quarré prouvent que le siège de la cataracte est dans ce même cristallin.

Si l'anatomie et la physiologie de l'organe visuel font des progrès réels, la pathologie est stationnaire : les grands chirurgiens Paré, Guillemeau, Franco, de la Charrière, Dionis ne s'occupent qu'accessoirement d'oculistique. Cette science est toujours entre les mains de praticiens inférieurs ; à peine çà et là trouverons-nous quelques oculistes plus distingués et quelques œuvres à citer.

ANATOMIE ET PHYSIOLOGIE

Toutes les parties de l'œil attirent successivement les recherches des anatomistes.

La conjonctive est étudiée par Berengario (1523), Massa et Ruysch : ils démontrent qu'elle ne fait pas suite au périoste du crâne. Ruysch indique la présence de la couche papillaire ; Meibom (*De vasis palpebrarum novis epistola*, Helmst., 1666) décrit les glandes des paupières entrevues par Galien ; Fallope démontre que la cornée est un tissu différent de la sclérotique, et que différente aussi est sa courbure. Il indique que le corps ciliaire n'est pas, comme le pensait Vésale, une membrane, mais un lien fixant la capsule du cristallin à l'uvée : il propose de lui donner le nom de ligament ciliaire. Ruysch étudie l'union du ligament ciliaire avec la choroïde, les fibres circulaires de l'iris, les vaisseaux choroïdiens. Ils donnent comme artères les *vasa vorticosa* de Sténon (ductus oculi d'Hovius in *Tract. de circulari humorum motu in oculis*. Lugduni, 1716) et divise le système vasculaire de la choroïde en deux couches, dont la plus superficielle garda son nom (*menbrana Ruyschiana*).

Contre l'avis de Vésale et de Fallope, qui prétendaient que la rétine ne s'avance pas plus loin que le milieu de la choroïde, Briggs (*Ophtalmographia, Lugduni, 1636*) montre que la rétine s'étend jusqu'au ligament ciliaire. Le premier il donne une description de la papille.

L'hyaloïde est décrite par Fallope sous le nom de *vitrei tunica :* il montre en même temps la membrane propre du cristallin ; Colombo pense que la *vitrei tunica* part de la face antérieure de cette enveloppe. Sténon décrit le ligament suspenseur et les couches concentriques du cristallin.

Leuvenhoeck appliquant le microscope aux recherches anatomiques aperçoit les faisceaux du cristallin : il décrit les bâtonnets de la rétine et l'épithélium de la cornée.

Les muscles de l'œil sont exactement décrits par Fallope ; il signale les points et les canalicules lacrymaux. Alberti donne une description excellente de l'appareil lacrymal. Sténon mentionne le premier les canaux excréteurs des glandes lacrymales.

Le mécanisme de la vision avait été entrevu par Bacon, peut-être mieux que par Plater et Porta ; celui-ci cependant assimile l'œil à la chambre noire qu'il vient de découvrir, mais il ne sait pas se dégager des idées admises et rendre au cristallin son seul et unique rôle. Kepler (*Ad Vitellionem paralipomena.* Francofurti, 1604), le premier, en 1604, prouve que les rayons émis en toutes directions par un objet, subissent en traversant le cristallin et la cornée une double réfraction, et se réunissent en arrière de celui-ci sur la rétine, qui est le véritable siège de la vision. Il explique que si la vision est confuse chez les myopes, c'est que les rayons lumineux, partant de l'objet, se réunissent avant d'atteindre la rétine, et donnent donc sur elle une image floue ; il explique la myopie par l'habitude de regarder de près, l'œil devenant peu à peu inapte à s'accommoder à la vision des objets éloignés.

Kepler conclut qu'un œil normal doit donc avoir le moyen de changer la distance de la rétine par rapport au cristallin ; l'accommodation est un mouvement réflexe, comme celui de la pupille. Selon que nous regardons de près ou de loin, l'œil s'allongeant ou se raccourcissant sous l'influence des procès ciliaires et de l'uvée, la rétine s'approche ou s'éloigne du cristallin, ou bien c'est le cristallin qui, sous l'influence des mêmes muscles, s'approche ou s'éloigne de la rétine.

Plemp (*Ophtalmographia,* Amsterdam, 1632), Traber, Bartholin se rallient à la théorie accommodative de Kepler, tandis que Dechales, Briggs admettent que l'accommodation est produite par un changement de courbure du cristallin sous l'influence du ligament ciliaire. Scheiner (*Oculus, seu fundamentum opticum,* Oeniponti, 1619) fait intervenir les deux facteurs, changement de courbure du cristallin, et éloignement ou rapprochement de la rétine. Descartes et Molinetti pensent que cet allongement et ce raccourcissement du globe sont sous la dépendance des quatre muscles externes de l'œil.

Scheuchzer, Plemp reconnaissent chez certains enfants l'existence de l'hypéropie se traduisant par l'inaptitude de l'œil à la vision dè près.

La théorie de Kepler sur la myopie ne trouve pas de contradicteurs : on admet communément qu'elle doit diminuer avec l'âge, par suite du dessèchement et de l'aplatissement du cristallin.

Les lunettes sont devenues d'un usage courant et Daça de Valdes publie, sur elles, à Séville, au commencement du xvıı⁰ siècle, une monographie aussi intéressante que peu connue. Leur utilité est cependant contestée, et Bartisch, en Allemagne, s'élève contre leur usage, n'admettant pas que, quand on a quelque chose devant l'œil, quelque transparent que ce soit, on puisse voir mieux que lorsqu'on n'y a rien.

Notons la découverte de la tache aveugle par Mariotte, découverte qui a pour résultat de faire admettre que c'est la choroïde qui est la membrane sensitive de l'œil.

La question de la vision simple avec les deux yeux est agitée par Descartes et Briggs : celui-ci l'explique par l'excitation de deux points correspondants et symétriques des rétines.

PATHOLOGIE

La pathologie oculaire est loin de suivre les progrès de l'anatomie et de la physiologie. La pratique de l'oculistique est, comme aux siècles précédents, entre les mains de praticiens grossiers, ignorants et fripons, allant de ville en ville, sur les marchés, offrir leurs services à une clientèle crédule. Quelques-uns plus habiles, mais souvent pas plus instruits, se glissent à la cour des grands sous le nom d'*ocularii*. Rares sont ceux qui s'élèvent au-dessus de cette médiocrité. L'oculistique ne sera vraiment une science et une branche de la médecine qu'avec les grands oculistes du xvıı⁰ siècle.

Les chirurgiens en renom des xvı⁰ et xvıı⁰ siècles ne s'occupent que très accessoirement d'oculistique, ou la délaissent complètement. Fabrice d'Acquapendente raconte qu'il a pratiqué quelquefois l'opération de la cataracte, mais elle exige tant d'attention de la part de l'opérateur, et lui a donné de si mauvais résultats que, craignant de fatiguer ses yeux, et sans doute de compromettre sa réputation, il l'a abandonnée.

L'oculistique de Paré, celle de Guillemeau (il l'a cependant résumée en un petit traité publié séparément en 1585) ne sont que des commentaires de Celse et de Paul d'Égine, généralement inférieurs à l'original ; ils montrent le peu d'attention que ces chirurgiens attachaient à la pratique de cette branche de la chirurgie.

Dans son traité *De oculorum et aurium affectibus* (1591), Mercuriale ne traite que de la médecine oculaire. Il déplore le manque d'opérateurs sérieux, et ne connait, en Italie, qu'un chirurgien capable d'opérer la cataracte. Forcest atteste la même pénurie d'opérateurs dans les Pays-Bas. Les traités spéciaux de Baffi (1596), de Monavus (1644), n'ont pas d'autre signification.

L'ophtalmographie de Plemp (1632) est un livre d'anatomie et de physiologie comme ceux de Briggs (1676) et de Siegel (1640). Bannister (1622) a traduit en anglais le traité de Guillemeau en y ajoutant des annotations qui ne rehaussent pas la valeur de l'ouvrage.

En Allemagne, la première monographie oculaire que nous rencontrons est celle de Leonhart Fuchs (1539) : c'est un simple tableau synoptique des maladies des yeux. Une figure plus intéressante parmi les oculistes de cette époque est celle de Bartisch, oculiste attitré de l'électeur de Saxe. L'ὀφθαλμοδουλεια de Bartisch (1583) est un effort pour arracher l'oculistique à la triste situation que lui faisaient en Allemagne, les barbiers et les abaisseurs ambulants de cataracte. Mais, vivant au centre de la superstition, Bartisch subit l'influence des milieux, et consacre plusieurs chapitres à la magie noire, à la magie blanche, à la sorcellerie, aux maléfices. Cette tendance vers le surnaturel atteint son apogée dans le travail de Schalling (1615), un illuminé de la secte des Rose-Croix ; Jean de Heurn (1602) ne fait qu'effleurer l'oculistique. Quant au milanais Borri, l'inventeur du remède qui régénérait les yeux, et auquel sa polémique avec Bartholin a valu quelque célébrité, c'était un filou qui voulait se faire passer pour un savant. Tel est le bilan des œuvres des praticiens de cette période.

Malgré cette pénurie, une tendance vers le progrès et l'amélioration de cette science commence à se manifester, surtout vers la fin du xviiᵉ siècle.

Fabrice d'Acquapendente, dans le traitement de la fistule lacrymale, revient à la méthode d'Avenzoar, à la compression de la tumeur ; il a inventé à cet effet un appareil spécial, sorte de bandage faisant le tour de la tête, avec une pelote dont la pression est réglée par une vis. Paré et Fabrice d'Acquapendente sont les deux premiers auteurs qui parlent des yeux artificiels.

Lange (Langii, *Thema chirurg.* in collectione Gesneriana, Tiguri, 1555, p. 313), le premier, pratique l'énucléation. Bartisch, son contemporain, décrit le procédé dont il se servit peu de temps après pour enlever le bulbe dans un cas de procidence ; il employa un instrument à bords tranchants, en forme de cuillère, avec lequel il pénétra dans l'orbite, et, raclant ses bords, sectionna toutes les adhérences du bulbe. Fabrice de Hilden (*Observationum et curationum chirurg. centuriæ*, Francofurti, 1646) pratique l'énucléation avec un couteau boutonné, étroit et plat, qu'il introduit dans l'orbite après dissection préalable de la conjonctive.

Dans l'ankyloblépharon, Bartisch glisse entre les paupières, pour empêcher qu'elles se ressoudent, une mince plaque de plomb. Fabrice de Hilden se contente de passer, autour de la bride cicatricielle, un fil auquel il suspend un poids qui en quelques jours produit la section de la bride.

Signalons dans l'arsenal chirurgical l'apparition de deux instruments : le *speculum oculi*, inventé par Ambroise Paré pour fixer l'œil pendant les opérations ; le second, plus modeste, mais encore en usage aujourd'hui, est l'œillère ou la *phiole oculaire* de Fabrice d'Acquapendente.

Fabrice d'Acquapendente est le premier auteur qui ait émis des doutes sur le siège de la cataracte : il indique que l'obstacle ne doit pas se trouver entre la cornée et l'uvée, mais bien derrière celle-ci. Sur de vieux sujets de l'espèce bovine il a observé l'opacification du cristallin : mais il ne va pas jusqu'à identifier ces deux affections. Dechales est fort embarrassé pour expliquer la nécessité de verres convexes forts chez les opérés de cataracte : il en est réduit à supposer que la cataracte est une sécrétion du cristallin qui lui enlève sa forme sphérique.

En 1651 Lasnier dans sa thèse[1] démontrait qu'on guérissait la cataracte en traversant le cristallin, pendant que Quarré (cité par Mariotte in *Nouvelles découvertes touchant la vue*, Paris, 1686) à peu près en même temps, signalait l'existence de l'opacification du cristallin. Pierre Borel (*Historiarum et observationum medico-physicarum centuræ IV*, Paris, 1653) nous dit que la cataracte n'est pas une peau que l'on écarte, mais bien l'humeur cristallinienne opacifiée que l'aiguille déplace ayant brisé son ligament suspenseur. En Allemagne, Rolfing (*Dissertationes anatomiae*, Jenae, 1656) constate dans deux autopsies l'exactitude de la découverte des médecins français.

Cette vérité fut longue à se faire jour, et quand, cinquante ans plus tard, Brisseau viendra soutenir cette thèse à l'Académie royale de chirurgie, on commencera par se moquer de lui sans prendre sa communication au sérieux.

---

[1] Quesnay : *Recherches critiques et historiques sur l'origine et les progrès de la chirurgie en France*, Paris, 1744, cite la thèse de Lasnier, du 10 mars 1651, d'après les archives du collège de chirurgie, sous ce titre : *Cristallina per paracentesim praeter oculi axim transfixio an cataracte tuta curatio?*

CHAPITRE VI

L'OPHTALMOLOGIE AU XVIIIe SIÈCLE

Le XVIIIe siècle est une époque marquante pour le développement de l'ophtalmologie. Le mouvement scientifique part de la France qui, pendant cette période, conserve une incontestable suprématie. En tête de la nouvelle pléiade des oculistes français, apparaissent Pierre Brisseau et Maître-Jan. Pierre Brisseau (1631-1717) publie en 1706 ses *Nouvelles observations sur la cataracte* que l'Académie des sciences refuse d'approuver, en 1709 son *Traité de la cataracte et du glaucome*. Maître-Jan (1650-1725 ?) pourrait être considéré comme le père de l'oculistique française ; il publie en 1707 son important traité des maladies des yeux.

Viennent ensuite :

Charles de Saint-Yves (1667-1736) ; il donne en 1722, un traité des maladies des yeux qui jouit d'autant de réputation que celui de Maître-Jan ;

François Pourtour du Petit (1664-1741), anatomiste et oculiste, se distingue par ses travaux sur la cataracte ;

Jean-Louis Petit (1674-1760), connu pour ses recherches sur le traitement des affections des voies lacrymales ;

Jacques Daviel (1696-1762), professeur de Chirurgie et d'Anatomie à Marseille, l'inventeur de l'extraction de la cataracte ;

Claude-Nicolas Lecat, de Rouen (1700-1768), chirurgien de valeur, s'est occupé de la cataracte, du traitement des affections lacrymales, des phénomènes de la vision (in *Traité des sens*, Rouen, 1740) ;

Pierre Demours le père (1702-1795), médecin oculiste du roi, connu pour ses recherches anatomiques ;

Jean Janin de Combe-Blanche (1730-1799), un ambulant renommé et non sans valeur : il opéra de la cataracte le duc de Modène qui, en témoignage de reconnaissance, l'anoblit, et le nomma professeur honoraire de l'Université de Modène avec une pension annuelle de 2 400 livres. Il a publié des *mémoires et observations sur les yeux* en 1767 et 1772, un *traité sur la fistule lacrymale* en 1776, un pamphlet anonyme contre Guérin en 1769 ;

François Boissier de Sauvages (1706-1767), professeur à Montpellier, donne, en 1763, un grand traité de pathologie, sous le titre de *Nosologia*

methodica : les anomalies de la réfraction y sont étudiées avec un soin tout
particulier ;

Pierre Pamard (1728-1792), un des continuateurs immédiats de Daviel
dont il perfectionne la méthode ;

Pierre Guérin (1740-1827), chirurgien et oculiste des hôpitaux de Lyon ; il
publie, en 1767 un traité des maladies des yeux, œuvre compilatoire, mais
non sans intérêt ;

Guillaume Pellier de Quengsy, qui pratiqua à Toulouse, à Montpellier et à
Paris ; il a publié, en 1783, un volume d'observations, et en 1787, un important traité de chirurgie oculaire ;

Deshais-Gendron, professeur et démonstrateur d'ophtalmologie à l'école
de Chirurgie de Paris ; il donne en 1770 un traité en deux volumes ;

Desmonceaux (1734-1806), plus littérateur que médecin, publie, en 1786,
un traité des maladies des yeux et des oreilles. Ce qui l'a sorti de son obscu-
rité, c'est le fait d'avoir proposé l'extraction du cristallin comme traitement de
la myopie forte.

Citons encore deux Montpelliérains : Mejan qui a donné son nom à une
méthode opératoire de la fistule lacrymale, et Henry Haguenot, qui, dans son
traité *de morbis capitis externis,* donne, en 1751, une bonne monographie des
affections oculaires.

La séparation complète de la médecine et de la chirurgie, l'antagonisme
qui existait en France entre les représentants de ces deux branches, n'étaient
pas faits pour favoriser les progrès de la spécialisation oculaire. Etait-il médecin ? l'oculiste n'avait pas le droit de s'occuper des affections réclamant l'intervention opératoire. Etait-il chirurgien ? une partie des affections oculaires,
telles les amauroses, le strabisme, les paralysies lui échappaient comme étant
du domaine médical. Pierre Pamard, en 1765, s'occupa de la question du
strabisme et de son traitement ; il publia sur ce sujet un article dans le journal de médecine. Le strabisme étant de juridiction médicale, les médecins
trouvèrent mauvais qu'un chirurgien se permit de pénétrer dans leur
domaine. Malgré sa réputation et sa haute situation, Pamard perdit la partie
contre eux et dut renoncer pour un temps (car ultérieurement, à son titre de
maître en chirurgie, il ajouta celui de docteur en médecine) au traitement de
ces affections. Et cet état de chose persista jusqu'à l'abolition des Universités.
Aussi selon la situation de leur auteur, voyons-nous, dans les traités de cette
époque, prédominer la partie chirurgicale ou la partie médicale.

D'ailleurs si la Faculté inquiétait les maîtres en chirurgie qui, se livrant
à l'oculistique, fourrageaient incidemment dans le domaine des affections de
juridiction médicale, elle laissait tranquilles les *ambulants.* Jusqu'en 1699 la
pratique de l'oculistique était absolument libre en France. Tout au plus si les
statuts particuliers de quelques villes stipulent que les oculistes et litholo-
mistes doivent, dans leurs opérations, être assistés d'un chirurgien de l'endroit. A Montpellier, les statuts des chirurgiens sont muets sur le rôle des
oculistes. A Paris, ce n'est qu'en 1699 que les statuts du collège de chirurgie
s'occupent des oculistes : ils les traitent comme les *bailleurs-renoueurs, les*

arracheurs de dents et les lithotomistes. Il leur est interdit d'avoir aucun étalage et d'exercer dans la ville et les faubourgs, s'ils n'ont été jugés capables par le premier chirurgien du roi. Ce semblant d'examen se composait d'un seul acte « *dans lequel le candidat était interrogé tant sur la théorie que sur la pratique* ». Après cela il pouvait prendre le titre d'*oculiste expert* ; mais il ne pouvait sous aucun prétexte aspirer à faire partie de la communauté ou du collège des chirurgiens. Ce règlement ne concernait que Paris et ses faubourgs ; en dehors de ces limites, l'exercice de l'oculistique restait toujours libre.

Ces *oculistes experts* paraissent avoir été peu nombreux ; la plupart des praticiens de peu de valeur se passaient de diplôme et se soustrayaient à la juridiction du premier chirurgien du roi, et les oculistes distingués étaient généralement maîtres en chirurgie. Quant aux Facultés de médecine (sauf de rares exceptions comme, à Montpellier, Sauvage et Haguenot ; à Avignon, Pancin) elles ignoraient et la pratique et l'enseignement de l'oculistique.

L'oculistique anglaise, au début de ce siècle, est représentée par deux praticiens dont les procédés charlatanesques et les impostures ont quelque peu terni la réputation : Woolhouse et Taylor. Woolhouse (mort en 1739) pratiqua à Paris au commencement du siècle et fit des leçons aux Quinze-Vingts. Il revint ensuite exercer en Angleterre. Taylor (1708-1767), après avoir pris l'Europe entière comme champ de ses peu honorables exploits, se fixa à Paris. Certainement il fut supérieur à Woolhouse en science comme en charlatanisme [1]. Dans ses écrits, il s'attache surtout à la systématisation et à la définition des affections oculaires dont il élève le nombre à trois cents.

Plus recommandables à tous les égards sont les praticiens suivants :

Cheselden (1668-1752), chirurgien distingué qui, le premier, pratiqua la pupille artificielle ;

Guillaume Coward (1656-1725), qui publie, en 1706, à Londres, un petit traité d'*ophtalmiatrie* ;

Read William, la même année, donne la description et le traitement des 130 affections pouvant atteindre l'œil ;

Kennedy a publié une *ophtalmiatra* en 1707, avec supplément en 1739 ;

Duddel, élève de Woolhouse, a donné un traité des maladies des yeux en 1729, avec supplément en 1736 ;

O Halloran (1728-1807), en 1750 publie ses études sur le traitement de la cataracte et du glaucome ;

Porterfield étudie, en 1759, le traitement des affections oculaires et les phénomènes de la vision ;

Georges Chandler donne ses recherches sur l'extraction de la cataracte en 1765 ; il publie un traité complet d'oculistique en 1780 ;

Rowley, dans un travail sur les ophtalmies, en 1771, et un traité complet,

---

[1] Après avoir guéri « *toutes les affections oculaires que contenait l'Angleterre* », Taylor se mit en route dans un pompeux équipage, avec un carrosse traîné par quatre chevaux, suivi de huit piqueurs. Sur les panneaux de sa voiture étaient peints, comme emblème, des yeux avec cette devise : *Qui visum dat, vitam dat.*

en 1773, se révèle comme un praticien joignant l'expérience au savoir;

Wathen étudie la fistule lacrymale en 1781, la cataracte et son extraction en 1785;

Ware (mort en 1816), outre ses importantes recherches sur les inflammations des yeux, la blénorrhée, le staphylome, publie, en 1792, deux volumes d'observations de chirurgie oculaire.

L'Italie nous envoie Anel (1679-1730), connu par sa méthode de traiter les voies lacrymales; Palluci, qui perfectionne le manuel opératoire de la cataracte. D'autre part nous voyons Dominique Billi à Ancône en 1749, et Troja, à Naples en 1780, publier deux traités des maladies des yeux en langue italienne.

Les Pays-Bas nous fournissent Boerhaave qui a publié des leçons académiques sur les maladies des yeux; Rathlaw, élève de Saint-Yves, accoucheur et oculiste à Amsterdam, connu par son travail sur la cataracte; Acrel, professeur à Stockholm (1717-1807), célèbre par ses polémiques chirurgicales avec Wahlbom, médecin de la cour de Suède (1724-1807); Odhélius (1737-1816), professeur de médecine à Stockholm, auteur d'une série de travaux sur la cataracte, la pupille artificielle, le staphylome.

En Allemagne, Heister (1683-1758), professeur de chirurgie à Helmstaedt, Mauchardt (1686-1751), professeur d'anatomie et de chirurgie à Tubingen, Platner (1694-1747), professeur de chirurgie à Leipzig, font connaître les travaux des oculistes français. Richter (1742-1812), professeur à Göttingen, dans son traité de chirurgie, fait une large part à l'oculistique.

Nous pouvons citer encore Gunz (1714-1751), médecin de la cour de Saxe, auteur de travaux sur la cataracte et le staphylome; le baron Wenzel (mort en 1790) : d'origine allemande il pratiqua à Paris, puis à Londres; Jung, dit Stilling (1740-1817), connu par son travail sur la cataracte : il abandonna bientôt l'oculistique pour la diplomatie.

ANATOMIE ET PHYSIOLOGIE

L'anatomie macroscopique de l'œil devient au XVIIIᵉ siècle aussi complète que le permettaient les moyens d'investigation.

Petit, Mauchard, Winslow étudient la cornée, sans arriver à s'entendre sur la question de savoir si elle est un tissu particulier ou une modification du tissu scléral. Grande et stérile discussion entre Descemet et Demours, au sujet de la priorité de la découverte de la membrane basale de la cornée.

La choroïde et la région ciliaire attirent l'attention de Haller, de Zinn, de Mondini. Zinn (*Descriptio oculi humani iconibus illustrata*, Göttingen, 1755), après avoir donné une description parfaite du système vasculaire du tractus choroïdien, distingue dans la choroïde, la *lamina fusca*, couche cellulaire externe, la *tunica vasculosa*, couche vasculaire, et la couche de pigments; celle-ci est étudiée avec plus de détails par Mondini. La présence de fibres musculaires dans le corps ciliaire est admise par Heister, Morgagni et Janin, mise en doute par Haller et Zinn.

La question des fibres de l'iris est aussi très discutée; les uns (Heister, Winslow, etc.), admettent un double système de fibres musculaires, annulaires et radiées, servant à l'élargissement et au resserrement de la pupille; La Hire n'admet que les fibres radiées; d'autres, Morgagni, Haller, Zinn, Demours, nient l'existence de toute fibre musculaire dans l'iris; les changements de forme de la pupille dépendent d'un état de réplétion ou de déplétion des vaisseaux; sous l'influence de la lumière, par suite de l'action réflexe et de l'irritation de la rétine, il se produirait une espèce d'érection dans le tissu irien.

Mentionnons la découverte du canal de Fontana et celle de la membrane pupillaire par Wochendorf. Petit signale, entre les deux feuillets de l'hyaloïde, autour du bord capsulaire, un espace auquel Camper donne le nom de *canal godronné de Petit*. Petit prouve que le cristallin n'est pas tapissé par l'hyaloïde, mais a une capsule propre. Zinn, reprenant les rapports de la capsule et de l'hyaloïde, décrit la zonule qui garde son nom.

La structure du cristallin est l'objet de nombreuses recherches; tous les auteurs décrivent la lentille comme composée de fibres groupées par segments; ces fibres seraient musculaires d'après Leuwenhoeck et Young.

Morgagni décrit, entre la capsule et le cristallin, une petite quantité de liquide qu'il considère comme nourrissant le cristallin, et que ses successeurs appelèrent *humeur de Morgagni*.

Avec la méthode de congélation inaugurée par Petit, Demours et Zinn décrivent dans le vitré des couches concentriques rangées comme des feuillets d'oignon.

Dans la rétine signalons la découverte de la *macula lutea* par Sommering et Buzzi. Haller, Zinn, Albinus décrivent la *lamina cribrosa* qui se trouve à l'entrée du nerf optique dans le globe.

La physiologie optique est l'objet de nombreuses recherches. La question de l'accommodation est reprise, et malgré des discussions savantes et la multiplication des théories on n'arrive pas à une solution.

Nous trouvons émises les six hypothèses suivantes :

1° La théorie de l'allongement et du raccourcissement de l'axe antéro-postérieur de l'œil (Kepler, Briggs, Descartes) reprise par Boerhaave, Guérin, Le Cat ;

2° La théorie du recul ou de la propulsion du cristallin (Scheiner, Plemp, Traber) défendue encore par Porterfield ;

3° La théorie de La Hire et Haller : ce sont les mouvements de l'iris qui accommodent l'œil ;

4° La théorie du changement de courbure de la cornée : Albinus, Ramsden ;

5° La théorie de Jurin, admettant un changement de courbure du cristallin et un changement de forme de cette lentille, sous l'influence du déplacement de l'humeur de Morgagni ;

6° La théorie du changement de courbure du cristallin (Dechales,

Scheuchzer), à laquelle se rallie Morgagni; plus tard, Young en démontre l'exactitude par des expériences faites sur son propre œil.

Les phénomènes entoptiques attirent l'attention de Willis qui y voit une maladie du nerf optique, de la Hire, pour qui il s'agirait de corpuscules flottant du vitré projetant leur ombre sur la rétine.

Haller, admettant la théorie de l'émanation de Newton, étudie les phénomènes intimes de la vision : il abandonne l'opinion de Mariotte qui considérait la choroïde comme la partie sensitive de l'œil. Porterfied confirme les recherches d'Haller et place le siège de la vision distincte dans les éléments rétiniens placés dans la direction de l'axe de l'œil. Il explique la tache aveugle par la conformation du nerf à son entrée et par la trop grande épaisseur de sa gaine fibreuse.

Young reprend, après Newton, l'étude de la théorie des couleurs : la sensation des trois couleurs fondamentales (rouge, vert, violet) est due à un mode d'excitation différent des éléments rétiniens.

Porterfield explique le redressement de l'image par une aptitude naturelle; la distance des objets est appréciée par l'effort de l'accommodation; la perception d'une seule image avec les deux yeux est un acte réflexe de l'âme.

PATHOLOGIE

Au xviie siècle, la théorie iatro-physique de Sylvius avait remplacé en médecine la notion catarrhale de l'école grecque, mais cette théorie éphémère n'eut pas le temps de jeter des racines dans l'oculistique. Il n'en fut pas de même de la théorie de la viciation des humeurs qui au xviiie siècle supplante la théorie de l'acidité. Sous l'influence de l'école de Boerhaave, elle envahit l'oculistique et nous avons alors la division des ophtalmies, selon les diathèses spécifiques, en catarrhale, rhumatique, scorbutique, scrofuleuse, hémorroïdale, bilieuse, cancéreuse, goutteuse, etc. A chaque forme correspondait une symptomatologie complexe. L'école allemande développa à son maximum, sous l'influence de Beer, cette multiplication de symptômes artificiels et de classifications arbitraires. Cette théorie ne disparut qu'au milieu du xixe siècle, ayant rendu illusoires les efforts de quelques esprits plus clairvoyants qui tâchaient de ramener cette étude à son véritable point de départ et de lui donner, comme base solide, l'anatomie. Dans cette voie vraiment scientifique marchèrent les oculistes anglais du commencement du xixe siècle, tâchant de rapporter l'étude des affections oculaires à une individualisation anatomique. Au milieu du fatras insipide de l'école de Boerhaave et de Beer, à peine accorde-t-on quelque attention à deux formes intéressantes d'ophtalmies signalées par Ware, l'ophtalmie purulente des adultes, et l'ophtalmo-blennorrhée des nouveau-nés.

Dans le traitement local des ophtalmies, font leur apparition : l'acétate de plomb avec Goulard, le nitrate d'argent avec Saint-Yves. Un procédé secret de Woolhouse contre les inflammations des paupières excita une vive attention : ses élèves le divulguèrent. Il s'agissait de la blépharoxysis des anciens grecs que Woolhouse pratiquait avec un instrument dénommé *xistrum*, qui n'était autre chose qu'un rude pinceau fait de barbes d'épis d'orge.

Jusqu'au xviiie siècle, on n'avait réalisé aucun progrès dans l'étude des affections de la cornée, et les notions de la science grecque faisaient encore loi. Les praticiens du commencement du xviiie siècle commencent par différencier l'iritis de l'ulcère à hypopion ; celui-ci, pour Maître-Jan, vient toujours d'un abcès de la cornée. Duddel explique au contraire l'hypopion par un abcès de l'iris.

Dans l'hypopion, Woolhouse fait la paracentèse de la cornée à travers l'ulcère. Saint-Yves ouvre la cornée avec une lancette, et fait ensuite un lavage de la chambre antérieure avec une petite seringue.

Pour le staphylome, Saint-Yves le considère comme une dilatation de la cornée malade et amincie, sous l'influence de la pression du liquide de la chambre antérieure. Cette affection peut s'étendre jusqu'à la sclérotique au delà du bord de la cornée, et produire le staphylome de la sclérotique.

Richter démontre l'exactitude de la connexion signalée par les médecins grecs entre les affections iriennes et le staphylome cornéen.

Le kératocone translucide de la cornée est signalé par Taylor, qui appelle cette affection *ochlodes*.

Les maladies de la rétine resteront obscures jusqu'à la découverte de l'ophtalmoscope : cependant notons que Saint-Yves décrit le décollement de la rétine, qu'il croit produit par une sécrétion ayant pour origine une dilatation des vaisseaux rétiniens. Sous le nom d'*atrophia retinae*, il décrit une affection qui n'est autre que l'asthénopie accommodative.

L'étude du strabisme sort des données vagues de la science grecque ; on distingue le strabisme récédent et le strabisme connivent (convergent et divergent). Saint-Yves divise les strabiques en deux catégories : chez les uns, la loucherie débute dès l'enfance et ne s'accompagne pas de diplopie ; chez d'autres, l'affection se développe à tout âge et s'accompagne de diplopie. Dans ce dernier cas, l'affection est la conséquence d'une paralysie, et en vain on fermera l'œil sain, on n'obtiendra dans l'œil malade aucun mouvement dans la direction du muscle atteint.

Au contraire, dans le strabisme de l'enfance les mouvements musculaires sont normaux. Pour Pierre Pamard, le strabisme sans diplopie de l'enfance est une maladie de la rétine : il admet l'explication de La Hire, que l'enfant détourne son œil pour mettre en rapport avec l'axe visuel une partie saine de la rétine. Dans le strabisme paralytique, Pamard croit qu'il s'agit de l'acrimonie des humeurs se portant sur les nerfs moteurs de l'œil.

Buffon considère le strabisme comme le résultat de l'inégalité de force visuelle des deux yeux : il faut pour le guérir, raccourcir la vue de l'œil le plus fort. S'il s'agit d'un strabisme ordinaire, on fait porter au sujet des lunettes ayant un verre plan, l'autre convexe : le verre plan est placé devant l'œil faible et dévié, le verre convexe devant l'œil non dévié. Le strabisme provient-il de ce qu'un œil est myope, l'autre presbyte? Buffon pense qu'il n'est qu'un moyen de remédier à ce défaut, c'est de porter des lunettes dont un verre serait convexe, l'autre concave, proportionnellement au degré d'amétropie de chaque œil.

La notion du siège de la cataracte dans le cristallin rencontre de nombreux contradicteurs au début du xviiie siècle. Brisseau, en 1705, pratique sur un cadavre l'abaissement de la cataracte, et par l'autopsie acquiert la certitude et la preuve des faits avancés par Lasnier, Quarré, Borrel et Rolfing. L'Académie royale des sciences fait mauvais accueil à cette découverte, et par l'intermédiaire de Duverney, prie Brisseau de ne pas se couvrir de ridicule en l'obligeant à écouter de pareilles communications. En 1707, Maître-Jan apporte une observation anatomique analogue à celle de Brisseau. L'Académie charge Méry, l'adversaire acharné de Brisseau, d'un rapport à ce sujet. Convaincu par l'évidence des nécropsies qu'il put faire, Méry fut le premier à rendre un éclatant hommage à son adversaire. On établit alors la distinction entre les cataractes vraies, ayant leur siège dans le cristallin, et les cataractes fausses dépendant de troubles pupillaires.

La localisation de la cataracte dans le cristallin eut comme résultat immédiat une modification essentielle dans la notion du glaucome. Les Grecs avaient désigné sous le terme de *glaucoma* un trouble visuel résultant d'une affection du cristallin, par opposition avec l'*hypochyma* ou *suffusio* siégeant entre le cristallin et la pupille. L'erreur reconnue, le mot glaucoma n'avait plus de signification ou devenait synonyme d'hypochyma, de cataracte. Brisseau conserva le terme de glaucoma pour désigner un trouble de la vision indépendant du cristallin, dans lequel l'œil prenait une couleur verdâtre ou bleuâtre. Ce trouble, pour Brisseau, provenait d'une affection du corps vitré qu'il avait trouvé dans de pareils cas, épaissi, troublé, ou liquéfié. Heister, Fontana, Guérin, Deshais-Gendron adoptent la théorie de Brisseau, tandis que Maître-Jan, Saint-Yves, Taylor voient dans le glaucome une affection particulière du cristallin (desséchement ou augmentation de volume) compliquée de paralysie de la rétine. Saint-Yves, pour préserver l'œil sain, ne connaît qu'un moyen, c'est l'énucléation de l'œil malade.

CHIRURGIE

La chirurgie oculaire, au xviiie siècle, s'enrichit de trois brillantes interventions : l'extraction de la cataracte, l'opération de la pupille artificielle, le cathétérisme des voies lacrymales.

Cataracte. — La découverte de Daviel nous apparaît comme la conséquence des travaux sur la cataracte et de sa localisation dans le cristallin. Saint-Yves en 1707, Petit en 1708, dans deux cas de luxation du cristallin dans la chambre antérieure, avaient pratiqué une incision de la cornée pour l'extraire. Daviel, en 1745, fait la même opération sur l'ermite d'Aiguille en

Provence : ayant tenté l'abaissement sans résultat, il incise la cornée pour extraire le sang et les débris cristalliniens qui encombraient la chambre antérieure. Cette première opération fut suivie de suppuration de l'œil et ne donna aucun résultat ; mais elle suggéra à Daviel l'idée de ne plus opérer qu'en ouvrant la cornée, et d'aller chercher le cristallin dans son chaton pour le faire passer dans la chambre antérieure, et le tirer ensuite de l'œil.

L'instrumentation de Daviel était compliquée : avec une aiguille courbe en forme de lancette, il ouvrait la cornée en bas, agrandissait l'incision avec un couteau boutonné, l'achevait avec des ciseaux ; il relevait le lambeau, comprenant plus de la moitié de la cornée avec une spatule ; déchirait la capsule avec une aiguille et faisait sortir la cataracte par pression sur la paupière inférieure ; les débris étaient ensuite enlevés avec une curette. Dans son mémoire présenté à l'Académie de chirurgie en 1752, Daviel raconte avoir opéré 206 malades, dont 182 avec succès.

Sharp, Poyet, La Faye, etc., apportèrent des améliorations au procédé de Daviel. Mais c'est Pierre Pamard, en 1758, qui introduisit les plus heureux perfectionnements. Rompant avec la tradition, il opère le malade couché ; il fait l'incision de la cornée (comprenant les deux tiers ou au moins la moitié de la membrane) en un seul temps avec un couteau de son invention en forme de lancette ; pendant l'incision, il immobilise l'œil avec le trèfle ou la pique que le temps n'a pas fait disparaître de nos arsenaux de chirurgie. Enfin, en 1784, il substitue systématiquement la kératotomie supérieure à l'incision dans la partie inférieure de la cornée.

L'invention de Pamard fut copiée par beaucoup de ses contemporains ; le croissant de Pellier de Quengsy, la griffe de Casa-Amata, la lance de Simon, le doigtier de Demours ne sont que des imitations de la pique de Pamard.

Pellier de Quengsy opère avec un ophtalmotome dont le couteau de Graefe n'est que le perfectionnement ; après la ponction de la cornée, il porte la pointe de son instrument dans la pupille pour déchirer la capsule, il fait ensuite la contre-ponction en invitant le malade à tourner l'œil vers le grand angle. La kératokystitomie, dont il prône les avantages, eut peu d'adeptes à son époque.

O. Halloran, Earles modifient l'incision et la reportent dans la partie sclérale voisine de la cornée ; Schiferli, pour faciliter le passage de la cataracte à travers la pupille, baigne l'œil dans une décoction de feuilles de belladone ; quand l'iris est immobile, il conseille de le sectionner avec les ciseaux.

La nouvelle méthode par extraction ne manqua pas de détracteurs. Angelo Nannoni, Buchner, Taylor la repoussent ; Palluci, par une brillante statistique, démontre la supériorité de l'abaissement, et réserve l'extraction pour les cataractes branlantes et les luxations du cristallin.

La cataracte secondaire est étudiée par Deidier, Hoin, Janin, Pellier de Quengsy et Pamard. Quand, après l'extraction du cristallin, la pupille est encombrée par la capsule opacifiée, Janin et Pellier de Quengsy n'hésitent pas à l'enlever en la saisissant avec de petites pinces. Dans la cataracte secondaire ancienne, Janin et Pamard ouvrent la cornée, et saisissant la membrane par son centre l'arrachent, ou sectionnent ses adhérences avec l'iris au moyen de petits ciseaux introduits dans l'œil.

Pupille artificielle. — L'opération de la pupille artificielle, qui semble une conséquence de celle de la cataracte, l'a cependant précédée. Cette opération fut indiquée par Woolhouse sous le nom de *diaresis*; il conseille, dans l'occlusion pupillaire ancienne, d'introduire à travers la sclérotique une aiguille à cataracte avec laquelle on perfore l'iris d'arrière en avant. Cheselden le premier, vers 1732, exécute l'opération proposée par Woolhouse; dans deux cas d'occlusion pupillaire, après abaissement de la cataracte, il enfonça une aiguille coupante à travers la sclérotique derrière l'iris; en retirant l'instrument, il fait dans l'iris une section horizontale. Sharp remarque que cette fente se rebouche facilement, quoique quelquefois l'aiguille entraîne après elle un lambeau d'iris.

Le danger de blesser le corps ciliaire en employant le procédé de Cheselden décida Heuermann, en 1756, à pénétrer par la cornée. Janin, en 1767, n'hésite pas à inciser la cornée (les deux tiers) et à introduire dans l'iris des ciseaux courbes dont une extrémité pointue traverse la membrane. Plus tard, après cette section de l'iris, il enlève un lambeau irien large d'une demi-ligne (un peu plus d'un millimètre), passant ainsi de l'iridotomie simple à l'irido-ectomie. Dans un autre cas, il fait une véritable iridectomie très large, enlevant circulairement la presque totalité de la surface de l'iris au moyen de ciseaux courbes.

Guérin se contente de faire dans l'iris une incision cruciale.

Pellier de Quengsy, dans les cas d'adhérence de la capsule cristallinienne à l'iris, plonge son couteau dans l'iris, ressort à l'extrémité du diamètre opposé, et après avoir fait la contre-ponction de la cornée, incise les deux membranes en même temps; il fait ensuite sortir la cataracte à travers cette fente artificielle de l'iris. Wenzel applique cette méthode à l'opération de la pupille artificielle; comme Pellier, il incise en même temps l'iris et la cornée; ensuite avec les ciseaux de Daviel il résèque un lambeau irien.

Ces procédés n'étaient pratiques qu'autant qu'il s'agissait d'occlusion pupillaire consécutive à l'opération de la cataracte. Aussi dans les occlusions simples, Richter conseille-t-il de faire suivre l'iridotomie de l'extraction immédiate du cristallin, sans attendre son opacification comme l'avait proposé Janin.

Affections lacrymales. — Malgré la description exacte de l'appareil lacrymal donnée au xvi⁰ siècle par Vésale et Fallope, le traitement des affections de cet organe ne fit aucun progrès. Les médecins de l'antiquité comprenaient les affections lacrymales sous le nom d'ægylops ou abcès du grand angle; au moyen âge, l'ægylops devint la fistule lacrymale, mais le nom seul changeait et la pathogénie de l'affection restait obscure jusqu'à Stahl, qui démontra qu'il ne s'agissait pas d'une maladie des parties molles du grand angle, ni d'une fistule, mais d'une inflammation chronique du sac lacrymal.

Boerhaave voit dans la fistule lacrymale des états morbides différents, dans lesquels, par suite d'un obstacle à la circulation des larmes, celles-ci ne passent plus dans le nez. L'affection aura des caractères différents selon le siège de l'obstacle, qui peut se rencontrer dans tous les points du canal lacrymonasal, même dans le nez. Pour Boerhaave les affections des points lacrymaux comprenaient l'obstruction simple et l'oblitération ; J.-L. Petit y ajouta la fistule du canalicule et sa dilatation.

Le sac lacrymal peut être atteint de simple hydropisie, ou d'ulcération. L'hydropisie est due à une obstruction du canal lacrymal ou à un épaississement des larmes ; lorsque, en pressant sur le sac, le liquide sort par le nez et l'œil, c'est une hydropisie par épaississement des larmes sous l'influence d'un vice de l'organisme. L'ulcération du sac entraîne sa perforation et l'établissement d'une fistule lacrymale. Les affections du conduit nasal sont l'obstruction, l'oblitération et l'ulcération.

Les traitements les plus variés sont proposés contre ces affections. En 1714, Anel (peut-être Stahl l'avait-il pratiqué avant lui selon le procédé indiqué par Avicenne) imagine et exécute le cathétérisme des voies lacrymales; sa sonde est en or, à extrémités olivaires, grosse comme une soie de cochon ; il l'introduit par le point supérieur ; ensuite, avec la seringue qui a conservé son nom, il injecte par le point inférieur un liquide astringent. Le procédé d'Anel fut repoussé par la presque totalité des oculistes; tout au plus le reconnaissait-on utile dans les affections des points lacrymaux et des canalicules.

La méthode de l'oculiste montpelliérain Méjan jouit d'une grande vogue. Méjan se sert du stylet d'Anel modifié et portant, à son extrémité inférieure, un chas dans lequel est passé un fil; le stylet étant enfoncé jusque dans le nez, avec une sonde cannelée, on saisit et on attire l'extrémité inférieure du fil ; on retire le stylet; on attache au fil un plumasseau imbibé de substances différentes selon la nature de la lésion. En tirant sur l'extrémité supérieure du fil, le plumasseau est attiré jusque dans le sac lacrymal ; on le change de temps en temps.

La méthode de Palluci, modification de celle de Méjan, consistait à introduire une sonde creuse dans laquelle se trouve une corde de violon; on retire la sonde, laissant en place la corde dans le canal.

La méthode de Jean-Louis Petit rallia le plus grand nombre de suffrages ; elle consistait à inciser le sac lacrymal, soit par la peau, soit par la muqueuse en dessous de la caroncule, comme l'a pratiqué quelquefois Pouteau. Par cette ouverture on introduisait une sonde ou un stylet pointu pour ouvrir le canal; ensuite, au moyen de la sonde cannelée, on glissait une bougie dans le canal. Le Cat et Pamard combinent la méthode de Méjan et celle de Petit; ils incisent le sac et mettent un plumasseau dans le canal selon le procédé de Méjan. Pour faciliter cette dernière manœuvre, Pamard a inventé une sonde spéciale, dans le genre de la sonde de Belloc, munie d'un ressort qui vient ressortir par le nez; à l'extrémité de ce ressort, se trouve une œillère où l'on attache le fil ou le plumasseau de charpie.

De Laforest, en 1739, essaye de pénétrer dans les voies lacrymales de bas en haut avec des sondes courbées en arc de cercle ; il laissait la sonde plusieurs jours en place. Dans cette opération nécessairement on fracturait le cornet inférieur. Pour éviter ce délabrement, Cabanis introduit un fil dans le nez par la méthode de Méjan, il attache ensuite la sonde de Laforest à l'extrémité du fil, et la remonte jusque dans le sac. La sonde pourra être creuse si l'on veut faire des lavages du sac. Louis déclare cette méthode bien supérieure au procédé d'Anel.

Blizzard, chirurgien à Londres, propose les injections de mercure liquide avec un long tuyau de façon à désobstruer par son simple poids l'engorgement des voies lacrymales.

Foubert, Jonathan Wathen, Pellier de Quengsy, Janin introduisent par le sac une canule d'or qu'ils laissent en place.

Nannoni prône l'oblitération des voies lacrymales par la destruction du sac au moyen des caustiques, comme le faisaient les anciens médecins grecs.

La compression de Fabrice d'Acquapendente a toujours des adhérents. La perforation de l'unguis se pratique encore souvent (Woolhouse, Dionis, Wathen) ; elle est plus ou moins large, faite au bistouri ou au trépan, le fer rouge étant à peu près complètement abandonné pour cette intervention.

Richter remarque avec sagacité que la perforation n'a jamais donné que des résultats illusoires, et qu'il vaut beaucoup mieux laisser les malades avec leur infirmité que leur infliger un supplice inutile.

CHAPITRE VII

L'OPHTALMOLOGIE AU XIXe SIÈCLE

Le fait principal qui domine l'histoire de l'ophtalmologie au xviiie siècle, c'est la découverte du siège de la cataracte et de la méthode opératoire par extraction ; une découverte non moins importante révolutionne la science vers le milieu du siècle suivant, c'est celle de l'ophtalmoscope qui nous amène à la connaissance des affections des membranes profondes de l'œil. Les études de l'école de Donders, sur la réfraction oculaire et les anomalies de la vision, nous apparaissent comme liées à la découverte d'Helmholtz. En même temps la chirurgie oculaire bénéficiant des méthodes antiseptiques devient plus sûre et plus audacieuse. En comparant un traité d'ophtalmologie de la fin du xviiie siècle aux traités de la fin du xixe, on peut se rendre compte du progrès immense qu'a fait, en cent ans, la science de l'oculistique.

Jusqu'à la fin du xviiie siècle, l'ophtalmologie n'avait pas d'enseignement officiel dans les écoles de médecine ou de chirurgie. Les jeunes praticiens se formaient aux leçons bénévoles des maîtres célèbres; Woolhouse à Londres, Boerhaave à Leyde, Saint-Yves et Petit à Paris voyaient arriver de très loin des élèves désireux de profiter de leur pratique et de leur enseignement. Comme autrefois à Rome, c'était la seule réputation qui créait les maîtres.

C'est en France que nous voyons apparaître le premier enseignement officiel de l'ophtalmologie : en novembre 1765, Lamartinière, premier chirurgien du roi, et à ce titre chef et protecteur de tous les collèges de chirurgie du royaume, fonde à Saint-Côme une chaire d'ophtalmoïatrie avec Deshais-Gendron comme premier titulaire. Deshais-Gendron prit dès lors le titre de *professeur et démonstrateur royal pour les maladies des yeux aux écoles de chirurgie de Paris*. Ses successeurs, moins célèbres, furent Louis Becquet et Jacques Arrachart.

Vers la même époque, le collège de chirurgie de Montpellier inaugura lui aussi un cours officiel d'ophtalmologie avec Seneaux comme titulaire.

La Convention, par son décret du 19 août 1792 supprimant les Universités et les corporations, supprimait du même coup Facultés de Médecine et Collèges de Chirurgie. Mais elle ne pouvait par le même décret supprimer les maladies. Aussi deux ans plus tard la loi du 3 frimaire an III (4 décembre

1794) réorganisait l'enseignement médical, supprimant toute distinction entre chirurgiens et médecins et établissant seulement trois écoles : Paris, Strasbourg, Montpellier. Malheureusement dans cette réorganisation l'ophtalmologie était oubliée, et la France n'eut plus d'enseignement officiel dans cette branche jusque vers le milieu du xixe siècle.

En Autriche, l'enseignement officiel de l'oculistique commence en 1773, avec Barth nommé professeur d'ophtalmologie à Vienne par l'impératrice Marie-Thérèse. Zélé et habile praticien, Barth n'a laissé qu'un nom : il quitta le professorat en 1791 et ne s'occupa plus de science. Ses deux successeurs immédiats furent Schmidt et Beer.

Schmidt tout en s'adonnant à l'oculistique s'occupa surtout de médecine et de chirurgie générale : il cherchait plutôt à creuser la science qu'à la propager. Tout opposé était le caractère de Beer qui fut un divulgateur de la science et un pionnier de l'enseignement. Chargé de la chaire d'ophtalmologie en 1812, il l'occupa jusqu'à sa mort, survenue en 1819. Son traité des maladies des yeux a été l'évangile des oculistes de cette époque. La valeur scientifique qu'on attribue à cet ouvrage nous paraît singulièrement exagérée. Si l'histoire et le diagnostic des affections sont traités en toute connaissance de cause, la pathologie est fantaisiste. Beer n'a pas peu contribué à encombrer l'ophtalmologie d'une multitude de formes d'affections ne répondant à aucune donnée clinique. Il faudra tout le bon sens de Velpeau pour nous débarrasser de ce fatras suranné. Aussi ne faut-il pas s'étonner qu'aucun auteur ne se soit senti le courage de traduire en français l'œuvre indigeste de Beer.

Mais ce qu'on ne peut contester à Beer c'est le mérite d'avoir formé une pléiade de praticiens les plus distingués. Parmi ceux-ci, citons Langenbeck de Gœttingue; Charles de Graefe (1787-1847), directeur de l'institut de chirurgie et d'ophtalmologie à Berlin; Franz de Walter (1781-1849), professeur de chirurgie et d'ophtalmologie à Bonn, puis à Munich; Bénédict (1785-1862), directeur de la clinique ophtalmologique et chirurgicale de Breslau; Frédéric Jaeger (1784-1871), gendre de Beer, professeur d'ophtalmologie à Vienne en 1848; Antoine de Rosas, qui succéda à Beer à l'Université de Vienne; Fischer (1787-1847), professeur d'oculistique à Prague; Chelius (1794-1876), professeur de chirurgie et d'ophtalmologie à Heidelberg; Weller, praticien renommé de Halle (1794-1854); Beck (1794-1838), professeur d'ophtalmologie à Fribourg : Fabini (1790-1847), professeur d'ophtalmologie à Pesth; Ritterich (1782-1866), professeur d'ophtalmologie à Leipzig; Piringer (1800-1879), professeur d'ophtalmologie à Gratz.

A côté de ces élèves de Beer nous devons citer Jungken (mort en 1875), directeur de la clinique de chirurgie et d'ophtalmologie de Berlin en 1848, auteur d'un traité des maladies des yeux estimé; von Ammon (1799-1861), élève d'Himly, travailleur acharné, connu surtout par ses travaux en anatomo-pathologie. Un nombre considérable de praticiens se formèrent à son enseignement; Ruete (1810-1867), directeur de l'hôpital ophtalmique de Leipzig, un des premiers propagateurs de l'ophtalmoscope auquel il apporta d'importants perfectionnements.

L'enseignement de l'ophtalmologie apparaît de bonne heure en Allemagne : Himly, en 1803, fut le premier à l'inaugurer à Gœttingue. En 1810, on fonde à Berlin un institut clinique pour la chirurgie et l'ophtalmologie avec Charles de Graefe comme directeur. La clinique ophtalmo-chirurgicale de Breslau est fondée en 1815 avec Bénédict comme professeur ; la clinique de Pesth, fondée par Fabini, existe depuis 1817 ; celle d'Heidelberg depuis 1819 avec Chélius ; celle de Fribourg depuis 1821 avec Beck.

Sur la seconde moitié du xixe siècle plane la grande figure d'Albert de Graefe (1828-1870) ; de son séjour à Paris chez Desmarres, à Londres chez Bowman, à Prague chez Arlt, il emporte des notes et un enseignement précieux. Il ouvre le chapitre de la chirurgie de l'iris, invente l'extraction périphérique de la cataracte, modifiant profondément l'ophtalmologie. Peut-être un peu trop déifié au delà du Rhin, il nous apparaît à nous comme le digne continuateur de Desmarres.

A côté de de Graefe paraît Helmholtz : il invente l'ophtalmoscope en 1851 et peut être considéré comme le fondateur de l'optique physiologique.

Immédiatement après de Graefe nous devons placer Arlt, qui succède à Vienne à Edouard Jaeger et continue la renommée de cette école : en 1856 il publie son important traité des affections oculaires. Jusqu'à sa mort, survenue en 1887, il continua ses recherches et ses travaux de vulgarisation.

Après l'Allemagne, c'est en Italie que nous trouvons l'enseignement ophtalmologique le plus ancien. La première clinique ophtalmologique est fondée à Naples pour Quadri en 1815 ; celle de Pavie est inaugurée, avec Flarer comme professeur, en 1819 ; peu après est créée celle de Padoue pour de Rosas.

Le père de l'ophtalmologie italienne fut Antoine Scarpa (1747-1832). Le grand mérite de son Traité des maladies des yeux (beaucoup plus connu en France que celui de Beer) c'est de chercher à donner à la pathologie oculaire des bases anatomiques.

Quadri, élève de Beer (1780-1851), a publié un volumineux et intéressant recueil des observations de sa clinique. Flarer (mort en 1860) est connu pour ses travaux sur le trichiasis et l'iritis.

A Turin nous trouvons Riberi (1794-1861) qui a étudié plus particulièrement les granulations et les opérations sur les paupières ; Spérino (mort en 1894), l'apôtre de la syphilisation, également professeur à Turin où il ouvrit une clinique en 1838 ; il est connu pour ses travaux sur la paracentèse répétée (1862), l'opération sous-conjonctivale du strabisme (1842), l'extraction linéaire (1858) et la production d'un strabisme opératoire dans les cas de leucome pour amener la pupille en face de la portion transparente de la cornée (1845).

Cappelletti a publié à Trieste, en 1845, un volumineux traité de maladies des yeux ; Assalini (1759-1840) a fait des recherches sur la pupille artificielle ; Quaglino (1718-1894) a joui d'une renommée méritée par son Traité des amauroses cérébrales spinales et ganglionnaires ; il fut le promoteur de la sclérotomie dans le glaucome; Borelli fonde en 1858 le *Giornale d'oftalmologia italiano*.

Au xixᵉ comme au xviiiᵉ siècle, l'Angleterre a été un terrain fertile pour l'oculistique. La première *Eye dispensary* a été fondée en 1808 par Saunders ; le London Ophtalmic Hospital date de 1810 ; Bristol en 1812, Manchester en 1815, Birmingham en 1820, Liverpool et Glascow, en 1824, possèdent des hôpitaux spéciaux pour les affections oculaires.

Parmi les praticiens célèbres, nous rencontrons d'abord Wardrop (1782-1869), qui publie le premier travail sur l'anatomo-pathologie de l'organe. En même temps que Wardrop florissait Saunders (1773-1810) ; il préparait un volumineux travail sur les maladies des yeux, mais la mort l'interrompit; les fragments terminés furent publiés par ses deux élèves Farre et Stevenson.

Travers (1783-1858) prit, avec son traité des maladies des yeux, la première place parmi les praticiens anglais. Le traité du médecin militaire Vetch (1773-1835) n'est pas sans valeur. Adams (1760-1829) est connu pour ses recherches sur l'étiologie de l'*ophtalmia militaris;* Guthrie (1775-1856) publie un bon traité de chirurgie oculaire.

Mackenzie et Lawrence appartiennent à une époque un peu postérieure. Mackenzie (1791-1868) occupe le premier rang parmi les oculistes anglais ; il eut une réputation européenne méritée. Doué d'une grande habileté pratique et fort de ses connaissances étendues, il se montra très sceptique envers les nouvelles découvertes (ophtalmoscopie, opération du strabisme, iridectomie antiglaucomateuse), mais une fois son jugement éclairé il n'hésita pas à en reconnaitre la valeur ; son traité des maladies des yeux est un des principaux monuments de l'ophtalmologie du siècle.

Lawrence (1785-1867) se place avec son traité d'oculistique immédiatement après Mackenzie. Green (1791-1863), Middlemore, Tyrrel (1797-1843), ont publié des traités de moindre valeur. Walker a publié un petit traité de chirurgie oculaire, Wilde (1815-1876) des travaux sur l'ectropion, l'opération du strabisme, Jacob (1790-1874) des articles sur les leucomes, les paralysies oculaires, etc.

Immédiatement après arrivent trois célébrités contemporaines : Critchett, Wharton Jones, Bowman. Critchett (1817-1882) a modifié et perfectionné surtout la chirurgie oculaire ; il explique les effets de l'iridectomie dans le glaucome par la création d'une soupape de sûreté ; de là il est conduit à inventer, en 1859, l'*iriddesis*, qui n'a eu qu'une vogue éphémère; il fut le promoteur de l'énucléation préventive contre l'ophtalmie sympathique.

Wharton Jones (1808-1891) publie en 1837 un traité des maladies des yeux dont les éditions se succèdent et s'améliorent rapidement; sa pratique chirurgicale et médicale des maladies des yeux est digne de tout intérêt.

Bowman (1816-1892) publie en 1849 ses leçons sur les opérations oculaires; rappelons ses recherches sur le traitement des affections lacrymales, l'opération du kératocone, la discission de la cataracte secondaire, la ponction du décollement de la rétine, etc.

Dans l'Amérique du Nord, les théories de l'école de Vienne pénètrent avec le traité de Georges Frick (Baltimore, 1823). Après lui nous trouvons Isaac Hays, chirurgien de l'Institut pour les yeux et les oreilles de Philadelphie (1796-1878), auteur de nombreux articles sur les conjonctivites, les kératites, l'iritis etc.; Littel, de Philadelphie, qui publia en 1846 un manuel d'ophtalmologie. Vient ensuite Williams (1821-1895), qui publie à Boston, en 1869, un important traité des maladies des yeux. A la période actuelle appartiennent les traités de Noyes (New-York, 1890), de Fox, Webster et Gould (Philadelphie, 1892), l'encyclopédie publiée sous la direction de Norris et Oliver.

En Russie, le premier représentant de la science allemande est Lerche (1791-1847) : il a publié des travaux sur la galvanisation de l'œil et sur les affections organiques.

Citons ensuite Woinow, professeur d'optalmologie à Moscou (mort en 1874), auteur de nombreux mémoires sur l'ophtalmométrie, les paralysies musculaires, la physiologie de la vision; Fræbelius, connu par ses recherches sur l'opération du glaucome; Ivanoff (1836-1881), professeur d'ophtalmologie à Kiew, connu par ses recherches sur l'anatomie pathologique de l'œil; et le récent traité d'Adamuck (Kasan, 1897) sur les affections internes de l'œil.

En Pologne, Szokalski (1811-1891) publie un volumineux traité des yeux, en russe et en polonais (1869-1870); jouet des passions politiques et exilé de son pays, après avoir été chef de clinique de Sichel, Szokalski était resté médecin en Bourgogne jusqu'en 1858, où la Faculté de Varsovie lui ouvrit ses portes comme professeur ; il démissionna en 1871 quand une nouvelle vexation vint proscrire la langue polonaise dans l'Université de Varsovie.

Dans les Pays-Bas et les États scandinaves, nous rencontrons d'abord Mensert (1780-1848); outre ses travaux sur la kératonyxis (1816) et la pupille artificielle (1828), il a publié une histoire de l'ophtalmologie en Hollande (1844). A côté citons van Onsenoort (1782-1842), médecin militaire et professeur à Utrecht ; il publia son traité des maladies des yeux en 1839. Heken publie également un traité en 1860 (Deventer); Philipsen, à Copenhague, en 1874; Straub, à Leyde, en 1898.

Citons aussi les travaux d'Holmgreen (1831-1897) sur les couleurs et la physiologie de la vision.

Par-dessus tout brille la grande figure de Donders (1818-1889), le fondateur avec Helmholtz de l'optique physiologique.

L'ophtalmologie a peu brillé en Espagne : en 1847, nous trouvons le traité des maladies des yeux de Calvo y Martin (Madrid), peu après celui de Gonzalez y Morillas (1840-1850). Le plus connu des oculistes espagnols est Delgado Jugo (1830-1876), qui fonda l'institut ophtalmique de Madrid.

L'ophtalmologie en France reste stationnaire pendant la première moitié du xixᵉ siècle : « C'est un fait étonnant dans l'histoire de la médecine, écrivait Stœber en 1838, qu'une branche si importante que l'oculistique ait été complètement négligée dans un pays qui cependant, au début du siècle précédent brillait plus que tout autre dans cette partie. Depuis cinquante ans, en

France, le traitement des affections oculaires est surtout entre les mains de charlatans ou de soi-disant oculistes ; un petit nombre de chirurgiens expérimentés s'occupent d'opérations oculaires, mais la plupart des médecins ne savent pas grand'chose sur les maladies des yeux... on manque non seulement d'enseignement, mais aussi de traités pratiques. » En effet, le traité de Pierre Demours n'est qu'un brillant reflet du xviii° siècle. Celui de Delarue (1821) est en plus très incomplet. Quant au manuel de l'oculiste de Wenzel fils, il appartient lui aussi plutôt au xviii° qu'au xix° siècle. Ce ne sont pas les écrits de praticiens tels que le médecin militaire Lefébure (1744-1809), de Gallereux, de Faure, oculiste du duc de Berry, de Guillié, directeur de l'institut des aveugles, de Gondret (1776-1855) et Drouot de Bordeaux, inventeurs du traitement de la cataracte sans opération, qui contribueront au progrès de l'ophtalmologie.

Le mouvement scientifique commence avec Stœber (1803-1871) qui avait étudié l'ophtalmologie à Londres chez Wardrop, à Berlin chez Charles de Graefe et Jungken, à Vienne chez Jaeger et de Rosas. En 1834, il publie son Traité des maladies des yeux, dans lequel il s'efforce d'introduire en France les idées allemandes. Presque en même temps arrivaient à Paris trois étrangers : Rognetta, Carron du Villars et Sichel.

Rognetta, né à Naples en 1805, était élève de Quadri : il débuta en France dans la littérature ophtalmologique par un travail sur l'amaurose (1832) ; en 1833 il ouvre un cours libre d'ophtalmologie à l'école de médecine ; en 1838, il publie un Traité de maladies des yeux, mélange un peu diffus des théories de l'école positiviste et de celle de Broussais ; il a surtout le mérite, repoussant les théories de l'école allemande, de s'attacher, avec l'école anglaise, à l'étude du siège anatomique des affections oculaires.

Plus remarquable est l'œuvre de Carron du Villars (1806-1860); élève de Scarpa, il institue un cours public à Paris en 1834. Son traité d'ophtalmologie (1838) montre un sens scientifique élevé, joint à une saine et indépendante critique. Carron du Villars termina sa carrière comme professeur à Rio de Janeiro.

Jules Sichel (1802-1868) avait été pendant quatre ans l'assistant de Jaeger à Vienne; il vint à Paris en 1829. Il acquit une grande réputation, et fit pendant quelques années un enseignement public officiel à l'hôpital Saint-Antoine. De 1852 à 1859, il travailla à son iconographie ophtalmologique; mais, au moment où il la terminait, l'ophtalmoscope fut inventé, et les quelques adjonctions tardives qu'il y fit ne l'empêchèrent pas d'être une œuvre déjà vieillie au moment où elle paraissait.

Desmarres occupe le premier rang dans l'histoire de l'ophtalmologie française au xix° siècle. Chef de clinique de Sichel, sa renommée s'éleva rapidement bien au-dessus de son maître ; elle était fondée, moins sur des découvertes personnelles et importantes, que sur les modifications opératoires et le mouvement qu'il apporta à la science ophtalmologique. Desmarres abandonna en 1864 sa clinique à son fils et ne s'occupa plus de science.

A côté de ces grands noms nous trouvons une série de praticiens recommandables : Deval (1806-1862), qui a publié trois ouvrages qui ne sont pas sans valeur, une chirurgie oculaire en 1844, un traité de l'amaurose en 1851 et 1855, un traité des maladies des yeux en 1862; Serres d'Uzès (1802-1870), connu par ses recherches sur les phosphènes (1853); Rivaud-Landeau (Lyon, 1817-1874), qui a publié en 1852 un volume d'études ophtalmologiques démontrant un praticien de premier ordre; Pétrequin (1809-1876), chirurgien à l'hôtel-Dieu de Lyon : il a fait d'intéressantes recherches sur l'amaurose (1838) et la kopiopie; Magne (1818-1887), élève et ami de Sanson, a étudié les tumeurs de l'œil, les affections lacrymales, l'hygiène de la vue; Guépin (de Nantes) (1805-1873) a perfectionné la thérapeutique oculaire.

Nous ne devons pas oublier l'attention spéciale que plusieurs chirurgiens de cette époque accordèrent à l'oculistique : Sanson succède à Sichel dans son service à l'hôpital Saint-Antoine, et donne en 1838 des leçons d'ophtalmologie qui sont le résumé de son enseignement clinique; Velpeau et Jeanselme, les premiers qui se soient élevés contre l'incohérence des théories de Beer et de l'école de Vienne, publient en 1840 un intéressant traité des maladies des yeux.

Les travaux de l'école belge, qui se rattachent à l'oculistique française, méritent une mention toute spéciale : Cunier (1813-1853) est considéré avec Fallot (1783-1873) comme le fondateur de l'ophtalmologie belge; Loiseau (1838-1890) est connu par ses travaux en optométrie; van Roosbroeck (1810-1869), outre son cours d'ophtalmologie (1853, 2 vol.), a fait d'intéressantes recherches sur la pupille artificielle et l'ophtalmie des nouveau-nés; Warlomont (1820-1891) a occupé une place considérable dans l'ophtalmologie belge; il a écrit de nombreux articles, soit dans l' « Encyclopédie Dechambre », soit surtout dans les « Annales d'Oculistique ».

Avec l'indépendance du petit peuple grec apparaît le nom d'Anagnostakis (1826-1897) qui a éclairé de sa haute science les recherches historiques sur l'ancienne ophtalmologie de son pays.

La France qui les avait précédées a été une des dernières nations à rétablir dans ses écoles un enseignement officiel de l'ophtalmologie. C'est Strasbourg qui devance de beaucoup les autres facultés et possède la première clinique des maladies des yeux. Le nom de Stœber est attaché à cette création. Stœber avait inauguré un cours libre en 1829. En 1845 il obtient dix lits à l'hôpital, en même temps qu'il est nommé à la faculté, professeur de pathologie et de thérapeutique générales. Sa clinique devient officielle en 1853 : il prend alors le titre de professeur de pathologie générale et d'ophtalmologie.

A Paris Sichel, Sanson, Velpeau, Desmarres font des conférences et un enseignement libre dans leurs cliniques. En 1868 une question de personnalités empêche la création à la faculté d'une chaire d'ophtalmologie pour Liebreich. Ce n'est qu'en 1881 que cette chaire fut officiellement inaugurée. Depuis lors, progressivement, toutes les Facultés de France ont été dotées d'un enseignement ophtalmologique.

Le XIXᵉ siècle a été extraordinairement fécond, et a vu paraître, outre de nombreuses monographies, environ 130 traités complets d'ophtalmologie, dont plusieurs ont eu un nombre respectable d'éditions et de traductions : la science allemande (Allemagne et Autriche) tient la tête avec 45 traités ; la science anglaise (Angleterre et Amérique) est représentée par 38 traités ; la France et la Belgique ont produit 31 traités, l'Italie 5, l'Espagne et la Hollande, chacune 3, la Russie 2.

Les revues périodiques d'ophtalmologie apparaissent avec le commencement du siècle. Le premier journal d'oculistique paraît en Allemagne : c'est l'*Ophtalmologische Bibliothek* de Himly et Schmidt (de 1802 à 1807, 3 vol., et 2 vol. publiés par Himly en 1816 et 1819). Paraît ensuite le *Journal der Chirurgie und Augenheilkunde*, de Graefe et Walther (1820-1840, 30 vol.), continué ensuite par Walther et von Ammon (1843-1850, 9 vol.). Le *Zeitschrift für Ophtalmologie* paraît de 1830 à 1836 ; le *Monatschrift für Medicin, Augenheilkunde und Chirurgie*, dirigé par von Ammon, de 1836 à 1840 (3 vol.). Ces périodiques ne paraissent plus.

En 1838, Cunier fonde les *Annales d'Oculistique*.

Les *Archiv für Ophtalmologie*, dirigées par de Graefe, Arlt et Donders, ont commencé à paraître en 1854.

En Angleterre, le *Journal of Ophtalmology*, fondé par Middlemore en 1837, ne vit qu'un an.

En Italie, le *Jiornale d'Oftalmologia italiano* est fondé en 1858 par Borelli.

Chronologiquement, nous voyons naître ensuite, en 1862, le *Klinische Monatsblatter für Augenheilkunde*, de Zehender, à Munich ; en 1864, *Archiv für Augenheilkunde*, de Schweiger et Knapp, publiées, en allemand et en anglais, à Wiesbaden et à New-York ; en 1870, à Tubingen, le *Jahresbericht der Ophtalmologie*, dirigé par Nagel, puis par Michel ; en 1891, les *Annali di Oftalmologia*, de Quaglino ; en 1872, le *Recueil d'Ophtalmologie*, de Galezowski ; en 1878, le *Centralblatt für praktische Augenheilkunde*, de Hirschberg, à Berlin ; en 1881, l'*Ophtalmic Review*, à Londres, et les *Archives d'Ophtalmologie* à Paris (elles avaient déjà vécu deux ans, de 1853 à 1855, entre les mains de Jamain) ; en 1882, la *Revue générale d'Ophtalmologie*, de Dor et Meyer, à Paris, et l'*American Journal of Ophtalmology*, à Saint-Louis ; en 1884, le *Wiestnik oftalmologit*, de Chodin, à Kiew, etc.

ANATOMIE ET PHYSIOLOGIE

Le xviiie siècle avait conduit assez loin l'anatomie macroscopique de l'œil pour qu'il restât peu de chose à faire.

Eble (1838) décrit les corps papillaires de la conjonctive; Schlemm (1830) découvre un canal ou sinus s'étendant autour de la cornée; le premier, en 1830, il décrit les nerfs de cette membrane, étude reprise ensuite par Pappenheim.

Schneider (1827) étudie les rapports de la rétine et de la zonule ; l'extrémité antérieure de la rétine s'étend jusque près du bord du cristallin ; la zonule représente le feuillet antérieur de l'hyaloïde dont la réflexion avec le feuillet postérieur, au bord du cristallin, forme le soi-disant canal de Petit. Wharton Jones a fait des recherches sur le pigment choroïdien ; il prouve que le pigment manque quand il existe un tapetum dans l'œil, et que la couche pigmentaire elle-même se compose de petites lamelles.

L'aponévrose orbito-oculaire est décrite par Tenon (*Mémoires sur l'anatomie, la pathologie et la chirurgie de l'organe de la vue*, Paris, 1806) au commencement du siècle ; les recherches ultérieures de Bonnet et Richet en complètent l'étude.

L'histologie de l'œil commence avec les recherches anatomiques et physiologiques d'Arnold (*Anatom. und phys. Untersuchungen über das Auge des Menschen*, Heidelberg, 1832) ; mais l'instrument défectueux dont il se servait ne lui permit pas d'arriver à des résultats intéressants. Le perfectionnement du microscope est l'origine d'un nouvel élan vers ces études. Valentin (1836) donne la première description de l'épithélium pavimenteux de la cornée et de la conjonctive ; il démontre la nature fibreuse de la sclérotique, la présence de fibres musculaires dans l'iris ; il éclaircit la structure de la choroïde, celle de la membrane de Descemet ; il divise la rétine en quatre couches. Remak et Henle (1839) reprennent l'histologie de la rétine. Bidder indique le premier les rapports de la couche bacillaire et de la couche des tubes nerveux ; il décrit celle-ci comme un tissu tout à fait différent du nerf optique. Hannover (1840) donne la description d'une couche granuleuse et fibrilleuse à côté de la couche des tubes nerveux. Valentin indique les cellules ganglionnaires. Brucke émet l'hypothèse que les tubes nerveux n'appartiennent pas au système nerveux de l'œil, mais plutôt au système optique. Bowmann (1850) décrit la *membrana limitans* ; il la divise en deux couches, et le premier note les appendices des cellules ganglionnaires, dont Corti, et ensuite Remak et Müller, indiquent les rapports avec les nerfs optiques.

Le muscle ciliaire, découvert par Brücke (1841), est étudié par Bowmann (1846), puis par Rouget.

Sur l'histologie du cristallin, citons les travaux de Meyer (1838), de Werneck, qui le premier a démontré l'épithélium de la surface interne de la capsule antérieure ; ceux de Harting (1846) qui a indiqué les noyaux des faisceaux cristalliniens.

Pappenheim (1842), durcissant le corps vitré par le carbonate de potasse, le divise en couches concentriques ; Hannover établit qu'il ne s'agit là que d'un artifice de préparation : ses travaux, joints à ceux de Brücke et de Bowmann, nous conduisent à une notion discutée de la contexture du vitré.

Nous arrivons ensuite à la période contemporaine avec Sappey, Richet, Müller, Kölliker, Krause, etc., pour l'anatomie et l'histologie de l'œil. Plus récemment, nous avons à citer les recherches de Motais sur l'appareil moteur (1887), celles de Schwalbe (1887), de Rochon-Duvignaud (1895)...

L'anatomie spéciale du cristallin est reprise par Cadiat (1876) et Fischel et Rabl (1900). L'anatomie de la rétine est exposée par Ramon y Cajal (1892),

celle de la choroïde par Greeff (1897). En anatomie pathologique rappelons
les travaux de Dalrymple (1858), Wedl (1861), Pagenstecher (1875), Panas et
Remy (1879), Pallok (1886), Berger (1889), Lagrange (1898), etc.

Dans le domaine physiologique, la question des mouvements de l'œil, à
peine posée au siècle précédent, attire l'attention de Müller (1825) : il place
le point de rotation du globe au milieu de sa surface postérieure, tandis que
pour Volkmann il se trouve en arrière de la cornée. Volkmann conclut également, contre l'avis de Müller, que dans l'inclinaison de la tête, il y a toujours
un mouvement de rotation de l'axe de l'œil. Ruete puis Donders démontrent,
au moyen de l'image consécutive, que cela n'est vrai que dans certaines conditions. En 1857, Listing donne sa loi des mouvements rotatoires de l'œil.
Volkmann et Listing étudient la dioptrique oculaire ; ils donnent une appréciation numérique de la distance des points cardinaux ; ils établissent le coef-
ficient de réfraction exact des diverses parties de la lentille, indiquent la
voie expérimentale pour trouver la place des points nodaux.

Les phénomènes accommodatifs sont l'objet de nombreuses discussions :
toutes les théories émises au siècle précédent trouvent encore des défenseurs.

Les principales théories discutées dans la première moitié du xixᵉ siècle,
sont les suivantes : 1° l'accommodation est un acte réflexe que les changements
pupillaires suffisent à expliquer (Pouillet) ; 2° l'accommodation est produite
par un changement de courbure de la cornée (Fries, Vallée, Pappenheim) ;
3° l'accommodation est le résultat de la pression exercée par les muscles
droits ou obliques, qui amènent un allongement ou un raccourcissement de
l'axe optique (Meckel, Henle, Listing, Maunoir, Arlt, J. Guérin, Petrequin) ;
4° l'accommodation est produite par un déplacement de la lentille (Jacobson,
Muller, Szokalsky, Ruete, Hannover) ; 5° enfin, une dernière théorie soutenue
par Purkinje, Graefe, Smith, Stellwag von Carion, expliquaient l'accommodation par un changement de forme du cristallin. Purkinje trouve la preuve
de cette théorie dans le changement que l'on constate sur les images réfléchies
du cristallin pendant que se produit l'accommodation. Langenbeck, puis
Helmholtz. donnant la confirmation de cette théorie, observent que, dans la
vision de près, la face antérieure du cristallin devient plus convexe et se rapproche de la cornée, la face postérieure prenant part au même changement,
mais d'une façon moins marquée.

Ces mouvements sont sous l'influence des fibres musculaires fines entou-
rant le cristallin d'après Langenbeck, du muscle ciliaire d'après Clay Wallace. Pour Clay Wallace, ce muscle comprendrait deux parties : une interne
adhérente à la choroïde, qui adapterait le cristallin à la vision de près ;
l'autre externe, accolée au corps ciliaire, accommodant le cristallin pour la
vision de loin. Sappey nie l'existence de ce muscle. Rouget considère la portion ciliaire de la choroïde comme un appareil érectile dans lequel le muscle
ciliaire et les muscles de l'iris jouent le rôle des muscles annexés aux organes
érectiles du pénis. Iwanoff reprend l'étude du muscle ciliaire et montre ses
fibres radiales prédominant chez le myope et les fibres circulaires occupant la
presque totalité du muscle chez l'hypermétrope.

Morat et Doyon montrent le rôle du sympathique, dans les phénomènes de l'accommodation.

Dans l'iris, les uns admettaient un système de fibres dilatatrices à côté des fibres du sphincter qui resserrent la pupille (Kölliker, Iwanoff); d'autres niaient la présence du muscle *dilatator pupillæ* (Grunllagen, Schwalbe, Testut). Rochon-Duvignaud a un retour vers les idées de Kölliker, dont Vialleton vient tout récemment de démontrer l'exactitude.

Étudiant la marche des rayons lumineux dans l'œil, Helmholtz montre que la coloration noire de la pupille provient de ce que les rayons entrant dans l'œil et ceux qui en sortent suivent la même voie; ces études l'amènent à la découverte de l'ophtalmoscope.

Hannover et Listing avaient démontré par des mensurations que la tache aveugle coïncidait avec l'entrée du nerf optique; Donders l'établit plus sûrement par des expériences directes. Helmholtz montre que les faisceaux du nerf optique sont insensibles à la lumière, non seulement dans la tache aveugle, mais dans toute l'étendue de leur trajet rétinien, et Müller prouve que la couche des cônes et des bâtonnets constitue la partie sensitive de la rétine. Weber, s'appuyant sur ce fait que la fosse centrale est uniquement constituée par des cônes, admet que les cônes seuls sont l'élément sensible.

Les recherches de Boll (découverte du pourpre rétinien, 1876), Kuhne, Schultze, Hering, expliquent le mécanisme intime de la perception rétinienne.

PATHOLOGIE

Affections de la conjonctive. — Le chapitre des inflammations oculaires était, au commencement du xixe siècle, dans l'enfance de l'art : les uns, comme Scarpa, Wenzel, distinguaient les ophtalmies internes et les ophtalmies externes, sans tenir compte du siège de la phlegmasie dans telle ou telle membrane. Demours, un des premiers, fit cette distinction; son exemple fut suivi par Wardrop, chez lequel nous trouvons pour la première fois le mot kératite appliqué aux inflammations du tissu cornéen. Ultérieurement il donne la différenciation anatomique exacte des affections de chacune de ces parties; il étudie séparément les affections de l'iris, celles de la choroïde, celles de la capsule cristallinienne et celles de la rétine. L'école anglaise avec Travers, Lawrence, Vecht, marcha dans cette voie qui, si elle était défectueuse par suite des notions anatomiques incomplètes, reposait au moins sur un principe vrai.

L'influence de Beer naturalisant en ophtalmologie le dogme humoral nous fit oublier et délaisser ces tentatives. Beer admet qu'à chaque état dyscrasique de l'organisme correspond dans l'œil un état analogue, et dès lors nous assistons au développement des ophtalmies hémorrhoïdale, scorbutique, psorique, bilieuse, etc., selon la viciation dominante de l'organisme : ou bien une combinaison plus complexe nous amenait aux ophtalmies reuma-

tho-scrofuleuse, syphilo-scorbutique, etc. A chaque dénomination, corres·
pondait une symptomatologie artificielle et compliquée avec un traitement
particulier.

L'école allemande divisa ensuite les ophtalmies en deux classes : les
ophtalmies idiopathiques et les ophtalmies spécifiques. Les premières, dites
encore phlegmoneuses, attaquent des individus sains,· exempts de toute
maladie dyscrasique ; sous cette dénomination, nous trouvons décrites les
inflammations de chacune des membranes de l'œil. Les ophtalmies spécifiques
reconnaissent comme causes des matières spécifiques appliquées à l'œil,
une constitution particulière de l'atmosphère ou une maladie constitution-
nelle. Stœber, qui fut avec Sichel et Carron du Villars, un des propagateurs
en France des théories allemandes, rangeait, parmi les ophtalmies spécifiques, les ophtalmies dites catarrhale, scrofuleuse, érysipélateuse, vario·
leuse, morbilleuse, scarlatineuse, dartreuse ou herpétique, rhumatismale,
arthritique, syphilitique, scorbutique, intermittente, en y joignant toutes
les combinaisons admises par Beer. Sichel y ajoutait les formes blennorrha-
giques, veineuses et abdominales.

C'est de Paris, vers la fin de la seconde moitié du siècle, que partit un
mouvement d'insurrection contre les théories allemandes. Rognetta d'abord,
puis, à l'Académie de Médecine, Velpeau, Bérard et Roux conclurent contre
Gerdy à l'abandon de cette classification artificielle pour une étiologie basée
sur des notions anatomiques.

Nous trouvons dès lors en présence deux écoles antagonistes : l'école de
Paris, décrivant les maladies d'après le siège qu'elles occupent dans les
tissus de l'œil ; l'école allemande, classant les inflammations oculaires
d'après leurs causes présumées. Là où la première décrivait des conjonctivites, des iritis, des kératites, la seconde voyait des ophtalmies catarrhales,
rhumatismales ou scrofuleuses.

Les deux écoles continuèrent à faire des adeptes : Cunier, d'Ansiaux en
Belgique, Quadri en Italie, Canstatt, Heyfelder en Allemagne, Mackenzie et
Warthon Jones en Angleterre, soutenaient encore la cause des ophtalmies
spécifiques tout en diminuant cependant leur cadre. En France, Desmarres,
Szókalsky, Denonvilliers et Gosselin, Fano, de Wecker sont les dignes
continuateurs de Velpeau ; les ophtalmies spécifiques deviennent les ophtalmies spéciales ; parmi celles-ci prennent seulement place l'ophtalmie
blennorrhagique, l'ophtalmie varioleuse, l'ophtalmie syphilitique (celle-ci
siégeant sur l'iris)..Mais le terme de spécificité et sa notion exacte resteront
indécis jusqu'à ce que les recherches bactériologiques soient venues jeter
leur lumière sur l'étiologie des affections conjonctivales.

Nous devons consacrer quelques lignes à l'histoire particulière de
certaines formes d'ophtalmies.

1° OPHTALMIE GRANULEUSE. — *L'ophtalmia militaris* ou *ægyptiaca* fit son
·apparition en Europe à la fin du XVIIIe siècle ; infectées rapidement pendant
leur séjour en Egypte, les troupes de Bonaparte rapportèrent la maladie avec

elles et la communiquèrent aux troupes des états européens avec lesquelles elles se trouvèrent en contact. L'affection se communiqua également à la population civile, et dans certaines villes, on vit de véritables épidémies.

Les médecins français témoins du début de l'épidémie, et Larrey en tête, dirent que la maladie se différenciait de l'ophtalmie catarrhale habituelle par sa seule intensité ; que son origine était due aux influences atmosphériques, à l'irritation des yeux par la lumière, la poussière ; ils contestaient la propagation par contagion. A cette origine autochtone de l'affection se rallièrent toute une série d'observateurs, tels Farrel, Mackenzie, Weinhold, Vleminckz, Honzebroock, Lerche, etc.

D'après les observations faites sur les malades d'Egypte ou sur les troupes de Malte et Gibraltar, les médecins anglais arrivèrent à des conclusions toutes différentes ; pour eux, l'affection est la conséquence d'un germe pernicieux régnant endémiquement en Egypte, et spécifique de l'affection. Celle-ci est essentiellement contagieuse et se différencie par son cours de l'ophtalmie catarrhale ordinaire. A cette manière de voir se rallient Scarpa, Carron du Villars, Vacca Berlinghieri, Walther, Eichmann, Werneck, Kluyskens, Caffe, Cunier, Decondé, etc.

Une théorie intermédiaire admet, à côté de la forme contagieuse, une forme autochtone pouvant se développer sous l'influence de certaines conditions atmosphériques et hygiéniques.

Emise par Charles de Graefe et Juncken, cette théorie est adoptée par Steinberg, Rosas, Eble, Kerckhoff, etc.

Ces théories diverses ont eu cours jusque vers ces dernières années : « L'ophtalmie égyptienne, nous dit Wharton Jones en 1862, n'est pas due uniquement à une contagion spéciale, mais peut être produite par certaines influences atmosphériques ». Depuis lors un revirement complet s'est opéré et on s'est appliqué à la recherche du microbe pathogène de l'ophtalmie granuleuse : rappelons dans ce sens les travaux de Hirschberg et Krause (1881), Sattler, Koch, Raehlmann, Poncet, Michel. La nature microbienne du trachome est admise généralement, mais jusqu'ici les agents dit spécifiques sont multiples et mal définis.

Weinhold, au commencement du siècle, admettait des causes prédisposantes dont la plus importante était la scrofulose.

Il y a tendance à faire intervenir aujourd'hui cette prédisposition du dogme humoro-pathologique ; Dianoux irait plus loin et ferait des granulations une tuberculose localisée, tandis que Raehlmann en Allemagne, Truc en France font seulement intervenir le terrain scrofuleux dans la pathogénèse des lésions cornéennes.

2° OPHTALMIE DES NOUVEAU-NÉS. — Elle avait été signalée par Ware en 1795 ; son étude fut ensuite reprise par Ormstron (1801), Lyall (1810) et Saunders (1811). Jusqu'à la découverte du gonocoque de Neisser, en 1879, on admettait que différentes causes pouvaient la produire ; Scarpa, Sanson, Laugier incriminaient le contact des yeux à la naissance avec les parties génitales baignées d'un fluide leucorrhéique ; Rognetta, Ritterich mettaient en cause le froid causé par les ablutions baptismales ; on a aussi invoqué les influences atmosphériques, la compression de la tête de l'enfant pendant l'accouchement, ou le savon qui s'introduit dans les yeux pendant qu'on lave la face du nouveau-né (Mackenzie).

3° OPHTALMIE GONNORRHÉIQUE DES ADULTES. — Pour celle-ci, on admettait, plusieurs causes de production : l'inoculation directe du pus blennorrhagique (Astruc, Swediaur, Wardrop, Jungken, etc.); la métastase ou le transport du pus dans l'œil par les vaisseaux (Sichel, Laugier); la sympathie, mot, dit Fano, destiné à cacher notre ignorance sur le mode de production de cette affection; et l'infection miasmiatique (Decondé, Cunier).

4° CONJONCTIVE CROUPALE. — Elle est étudiée par Babor et Jaeger en 1835, par Bouisson (1846), Chassaignac (1847), de Graefe (1854), ensuite Gibert, Magne, Jacobson, de Wecker, etc.

5° CONJONCTIVITE PHLYCTENARIS SCROFULOSA. — Elle avait été indiquée par Himly en 1797 ; elle est mieux étudiée par Travers (1821) et Mackenzie (1835). Pour celui-ci, ophtalmie phlycténulaire est synonyme d'ophtalmie scrofuleuse. Velpeau, Anagnostakis pensent que la phlyctène n'est pas caractéristique de la scrofule, et qu'elle peut se développer sur des individus exempts de toute lésion de strume.

6° XÉROPHTALMIE. — Schmidt, en 1803, considérait le xérophtalmos comme un desséchement de la conjonctive consécutif aux inflammations violentes; Travers (1835) en fait une conséquence de l'obstruction des voies lacrymales, Jaeger et von Ammon y voient une inflammation chronique de la membrane épithéliale. Arlt (1838) croit qu'il s'agit d'un processus atrophique de la conjonctive. Pour Rognetta, l'affection est la conséquence d'une lésion des filets de la cinquième paire se rendant à la glande lacrymale, à la conjonctive et aux follicules de Meibomius. Les recherches histologiques de Weber (1849) nous présentent le xérophtalmos comme un processus inflammatoire aboutissant à la transformation de la conjonctive en un tissu cicatriciel.

Affections de la cornée. — 1° KÉRATITES. — Wardrop, en 1808, réalise un premier progrès dans l'étude des affections de la cornée ; il étudie les différentes formes de kératite selon leur siège dans les couches profondes ou superficielles de la cornée ; il distingue les abcès et les ulcères ; il décrit l'inflammation de la membrane de Descemet. Ruete (1845) met en doute cette dernière forme de kératite ; pour lui, l'inflammation de la membrane de Descemet est consécutive aux iritis ou aux choroïdites chroniques; Hasner en fait une tuberculose oculaire, hypothèse dont Arlt démontre l'inanité. Mirault (1834) publie une intéressante étude sur les kératites aiguës et chroniques; Zarda, élève de Flarer, décrit en 1834 la kératite scrofuleuse ou phlycténulaire; Schinder en 1838 étudie la kératite interstitielle.

Beer avait distingué deux hypopions : l'*hypopion verum*, qui se rencontre dans l'*ophtalmia interna idiopathica*, et l'*hypopion spurium*, épanchement purulent consécutif à un abcès de la cornée ; cette question sans grand intérêt sera discutée jusqu'aux temps les plus modernes.

L'école de Beer, dans le traitement des kératites, insistait surtout sur le traitement de la diathèse spécifique et considérait comme le plus important le traitement interne antidyscrasique ; la paracentèse du bulbe est recommandée par Walther, mais Scarpa, d'accord en cela avec Beer, ne la conseille que dans les cas où la chambre antérieure est complètement remplie de pus ; Chélius, Schindler, se déclarent contre cette intervention, tandis que Langenbeck, Beck, Himly prônent le vieux procédé de Richter, remis en honneur par Wardrop, consistant en une large incision dans le grand diamètre de la cornée.

2° AFFECTIONS CONSÉCUTIVES AUX INFLAMMATIONS DE LA CORNÉE. — *Pannus*. — Beer relève l'erreur de Scarpa qui voyait dans le pannus une affection analogue au ptérygion. Fabini (1830) observe qu'il est souvent la conséquence de l'ophtalmie granuleuse. Plus tard, selon leur origine, on admettra des pannus trachomateux, scrofuleux, arthritique, syphilitique, herpétique, constitutionnel, traumatique. L'anatomie pathologique du pannus a été bien étudiée par Ritter. C'est en 1812 que Jaeger pratiqua l'inoculation blennorrhagique dans la cure du pannus. Piringer appliqua largement cette méthode hardie, mais non pas téméraire ; désapprouvée par Carron du Villars, van Onsenoort, elle est mise en usage par Fallot, Hairion, von Rosbroeck, Rivau-Landrau, Warlomont, Fano. De Wecker, en 1882, propose de substituer au pus blennorrhagique la poudre ou l'extrait de jequirity qui produit une inflammation bien moins dangereuse.

Leucomes. — Walther (1845) étudie les taches de la cornée qu'il divise en trois catégories : dépôts exsudatifs, cicatrices, ou modifications complètes du tissu cornéen. Les recherches histologiques de Szokalski complètent cette étude.

Vers le milieu du siècle, apparaissent, dans le traitement des leucomes, l'acupuncture et l'électricité. L'acupuncture a été proposée par Perez de la Flor en 1847 ; l'électricité fut expérimentée en Russie par Crussel, en 1841, puis par Newmann, Usiglio, Hœring, Wildebrand, Turck, Quadri, etc.

Staphylome. — Beer élargit et éclaircit les notions sur le staphylome en le considérant comme l'ectasie d'une membrane de l'œil consécutive à l'inflammation de cette membrane sous l'influence d'une poussée des liquides intérieurs. Dans le staphylome cornéen, l'iris s'enflammant après la cornée, s'accole à celle-ci ; tandis que, d'autre part, sous l'influence de l'humeur aqueuse et des modifications dans sa contexture elle change de forme.

Warthon Jones (1838) montre que le staphylome cornéen est la conséquence de l'accolement de l'iris à la cornée à la suite d'une perforation.

Contre cette affection, Richter et Beer emploient les caustiques locaux (beurre d'antimoine) ; Vetch et Heiberg (1829) conseillent l'iridectomie. Tous les procédés chirurgicaux de l'antiquité grecque sont modifiés et remis en honneur.

Le *staphyloma pellucidum* avait été observé par Taylor. Wardrop et Lyall (1811) montrent qu'à la pointe de l'ectasie, le tissu cornéen est considérablement aminci. Himly le décrit sous le nom de *hyperkératosis*, von Ammon sous celui de *keratoconus*. Sichel (1842) pense qu'au début de l'affection il y à toujours comme point de départ une kératite ulcéreuse; Warthon Jones y voit une hydrophtalmie de la chambre antérieure; pour Mackenzie, il s'agit d'un trouble de nutrition de la cornée, d'origine trophique. Adams (1811) ayant constaté l'inutilité des ponctions répétées de la chambre antérieure, propose contre cette affection l'extraction du cristallin; Lyall et Travers indiquent comme palliatifs les verres concaves ou les lunettes sténopéiques. Sichel fait des cautérisations ignées répétées sur la pointe du staphylome; Travers et Tyrrel ont employé l'iridectomie; Farrio (1839) excise un petit lambeau triangulaire à la pointe du staphylome.

Affections de la sclérotique. — Mal délimitées, compliquées souvent d'affections des membranes voisines, les inflammations de la sclérotique faisaient partie de l'ophtalmie rhumatismale. Weller et Sichel tentent de différencier les inflammations de la sclérotique de celles de la conjonctive. White Cooper décrit sous le nom de sclérite rhumatismale une iritis ou une kératite. Velpeau met en doute l'existence d'une sclérotite véritable. Von Ammon décrit la sclérite boutonneuse sous le nom d'ophtalmie sous-conjonctivale. Les recherches de Wilde (1854), de Taylor, de Pilz (1862) n'éclaircissent pas beaucoup la question, et en 1862 Wharton Jones admettait que sclérotite était synonyme de kérato-iritis ou de kérato-choroïdite.

Signalé par Saint-Yves le staphylome de la sclérotique a été étudié par Scarpa sous le nom de staphylome scléral postérieur. Demours démontre qu'il est toujours précédé d'une inflammation des membranes et généralement de la choroïde. Walther (1822) montre qu'il peut être encore consécutif aux affections du corps ciliaire et décrit ainsi le staphylome *corporis ciliaris*. Avec Jacobson, paraît une autre théorie qui le rattache à une sérosité sécrétée en dessous de la sclérotique ;'Rau et Weller le font découler d'un état variqueux du système veineux ciliaire ou choroïdien. Staub, en 1844, indique que le staphylome scléral se développe seulement lorsque l'inflammation du corps ciliaire ou de la choroïde passe à la sclérotique.

Affections de l'iris et du corps ciliaire. — Elles sont englobées encore par Wharton Jones (1862) sous le titre d'ophtalmie interne intérieure; elles comprennent d'après lui l'*aquo-capsulite*, la *cristallino-capsulite*, l'*iritis*.

Les différents noms qu'a portés l'*aquo-capsulite* peuvent lui servir d'histoire : tour à tour elle est appelée inflammation de la membrane de l'humeur aqueuse, de la membrane de Demours, hydato-capsulitis, descemétite, aquo-capsulite, kératite ponctuée ou profonde, iritis séreuse.

La *cristallino-capsulite* ou inflammation de la membrane antérieure du cristallin, disparaît rapidement du cadre nosologique.

L'inflammation de l'iris avait été à peine entrevue par les ophtalmologistes du xviiie siècle.

Schmidt (1801) donne une bonne description de l'iritis : souvent consécutive à l'opération de la cataracte, elle reconnaît d'autres causes variées ; l'auteur a obtenu de bons résultats de l'emploi de la belladone et de l'hyosciamus.

A côté de la forme séreuse, décrite par Schindler comme l'inflammation de la membrane séreuse s'étendant sur l'iris et prolongement de la membrane de Descemet, Siméon (1827) décrit une forme parenchymateuse sous le nom de *uveitis chronica*.

Von Ammon (1838) décrit, dans l'iritis parenchymateuse, sous le nom d'*iridoncosis* ou *iridauxeis* l'épaississement de l'iris avec formation de petites tumeurs à sa surface ; par *iridaraesosis*, il désigne l'atrophie ou l'amincissement de la membrane ; sous le nom d'*iridodonesis*, son tremblotement.

Weller, Rosas, Paul Pamard, etc., admettent que dans l'iritis parenchymateuse il se forme dans le tissu irien, de petits abcès qui, s'ouvrant dans la chambre antérieure, produisent l'hypopion.

Avec le dogme humoral et Beer, les variétés d'iritis sont nombreuses : arthritique, syphilitique, syphilo-mercurielle, scrofulo-arthritique, syphilo-scorbutique etc. La réaction commence avec Velpeau (1841) qui, disséquant le chapitre informe des ophtalmies de l'école allemande, différencie et classe les affections ne tenant compte que des éléments anatomiques ; il rejette l'iritis mercurielle, et n'admet comme formes spécifiques que l'iritis syphilitique et l'iritis blennorrhagique.

Peu à peu nous assistons au démembrement de l'*ophtalmia interna* : après les affections de l'iris, ce sont les affections du corps ciliaire qui vont s'en détacher avec von Ammon, en 1829, qui ébauche l'étude de ses inflammations sous le nom d'*ophtalmodesmitis;* Tavignot, en 1844, donne une meilleure description de l'inflammation aiguë ou chronique du corps ciliaire, qu'il dénomme *cyclite* ; il montre ses relations avec les affections de la cornée et de l'iris (kérato-cyclite ou irido-cyclite), décrit également la névralgie du corps ciliaire.

Les mydriatiques font leur apparition en ophtalmologie vers la fin du xviiie siècle ; l'action de la belladone sur l'iris avait été remarquée en 1693 par le botaniste Jean Ray, puis signalée par Daries dans sa thèse en 1776. Reimarus et Schiferli, en 1796, indiquèrent son emploi dans l'opération de la cataracte. Himly, en 1802, tend à vulgariser cette pratique qui est suivie en France par Antoine J.-B. Pamard, Demours et Dupuytren. Himly conseillait les mydriatiques dans les synéchies. Schmidt l'emploie dans les inflammations aiguës de l'iris. Tandis qu'en Allemagne on employait l'*hyosciamus*, en France on préférait l'usage de l'*atropa belladona* ; plus tard (vers 1840), au lieu d'extrait, on se servit des alcaloïdes découverts dans ces plantes, l'hyosciamine (1823) et l'atropine (1819).

Affections de la choroïde, du corps vitré. de la rétine et du nerf optique.
— Ces affections rentraient dans les ophtalmies internes postérieures, dont le
démembrement ne fut complet qu'après la découverte de l'ophtalmoscope.

1° Choroïde. — La plus anciennement connue des affections de la chhoroïde
fut le staphylome postérieur : Scarpa fut le premier à le constater dans ses
dissections ; Mackenzie le considère comme la conséquence d'une imflamma-
tion chronique de la choroïde. Rosas, Staub distinguent vaguement une
inflammation aiguë et une inflammation chronique ; les recherches de von
Walther et Sichel, sur l'anatomie pathologique de la choroïdite postérieure,
ne font pas avancer la question.

Les tubercules de la choroïde ont été signalés d'abord par Guéneau de
Mussy et Pappenheim (1842), ensuite par Manz et Jaeger (1855).

La théorie de Sichel, admettant que l'inflammation de la choroïde se
résout par le glaucome, nous amène à l'exposé de cette affection.

2° Glaucome. — Beer, au commencement du siècle, voit dans le glaucome
un état variqueux des vaisseaux de l'œil et de la choroïde en particulier. Pour
Demours il s'agit d'une amaurose consécutive à une affection du nerf optique
et du système vasculaire de l'œil, produisant une dégénérescence du vitré et
quelquefois du cristallin ; se ralliant aux idées de Beer, il admet un état variqueux des vaisseaux dans toutes les membranes oculaires, ayant pour résultat
de rendre le globe dur au toucher. Beck pense que l'affection réside dans le
vitré.

Middlemore (1835) distingue un *glaucoma chroniquum* ou *senile* et un
glaucoma acutum. Le glaucome sénile est pour lui un trouble du vitré ; dans
le glaucome aigu, il voit un processus inflammatoire dont le siège primitif est
l'hyaloïde, et qui n'atteint la choroïde que secondairement ; il produit un
ramollissement et une augmentation de volume du vitré. Middlemore traite
le glaucome aigu par la belladone et la ponction du vitré.

Les longues recherches de Sichel (1842) aboutissent à ces conclusions :
« Le glaucome est une désorganisation de la choroïde consécutive à son
inflammation. La rétine et les autres membranes oculaires internes partici-
pent toujours plus ou moins à la maladie. Le corps vitré peut devenir par-
tiellement opaque ; mais son opacité n'est jamais complète ni verdâtre. L'iris
offre toujours des symptômes plus ou moins marqués de désorganisation. Le
glaucome peut s'accompagner de douleurs névralgiques. Cette névralgie,
dont le siège est dans la branche ophtalmique du facial, précède quelquefois de loin le glaucome. Les causes du glaucome sont celles de la choroïdite.
Il n'existe pas d'exemple bien avéré de guérison : les observations de guérison
ou d'amélioration par des opérations doivent avoir pour base des erreurs
dans le diagnostic.

Arlt (1847) admet que le glaucome est la suite d'une choroïdite avec exsu-
dation séreuse, les troubles de l'iris, du corps ciliaire et du cristallin provenant de la pression du liquide exsudé.

Avec Tavignot nous entrons dans une nouvelle pathogénie, la pathogénie nerveuse : la cause qui donne lieu au glaucome serait pour Tavignot un état pathologique du système nerveux. Quelquefois même, la névralgie ciliaire chronique se transformerait en glaucome.

Nous arrivons ensuite aux recherches de de Graefe et à la théorie moderne du glaucome, considérant cette affection comme le résultat d'une pression intra-oculaire exagérée.

En 1856, de Graefe, se souvenant des heureux effets de l'iridectomie dans l'irido-choroïdite, a recours à cette opération contre le glaucome ; il obtient des résultats satisfaisants qui sont accueillis avec enthousiasme en Allemagne et en France où Galezowski dit avoir eu 58 succès sur 60 opérations. Dans le principe on n'opérait que les glaucomes aigus ; en 1858, de Graefe étend les applications de l'iridectomie au glaucome chronique inflammatoire et au glaucome chronique simple.

3° AFFECTIONS DU VITRÉ. — Les affections du vitré au xviiie siècle se bornaient à la connaissance de quelques modifications dans sa substance : liquéfaction, épaississement ou atrophie.

L'inflammation du vitré ou *hyaloïditis* est décrite par Wardrop, Eble, Travers et von Ammon. Le *synchisis* simple est étudié par Beer et Scarpa. Le *synchisis étincelant* est signalé par Parfait-Làndrau (1829). Desmarres le décrit plus exactement : il montre qu'il s'agit de cellules flottantes de l'hyaloïde dont la chute a été occasionnée par la liquéfaction du vitré. Stout pense qu'il s'agit de corps transparents flottant dans le vitré. Bouisson émet l'idée qu'il peut s'agir de cristaux de cholestérine. Hervier, Backer et Lebert constatent le bien fondé de cette hypothèse.

4° AFFECTIONS DE LA RÉTINE. — L'étude des maladies de la rétine date de l'invention de l'ophtalmoscope. Jusque-là, on peut appliquer à l'amaurose la définition de Walther, que c'est une maladie dans laquelle personne n'y voit goutte, pas plus le médecin que le malade.

La seule affection nettement déterminée était le fungus médullaire ou gliome de la rétine. Wardrop, en 1809, en donna une excellente description ; il débute par la rétine et peut envahir secondairement le nerf optique ; dans une seconde période, il envahit toute l'orbite. Dans les 24 cas observés par Wardrop, 20 fois il s'agissait de malades au-dessous de douze ans. Wardrop recommande l'énucléation hâtive pour éviter la récidive. Travers montre que le fungus médullaire peut se développer dans la choroïde ou d'autres parties de l'œil ; Pannizza (1826) voit là une manifestation de la diathèse scrofuleuse, manière de voir qui a fait peu d'adeptes.

Le décollement de la rétine est désigné sous le nom d'hydropisie choroïdienne ou sous-rétinienne, de *retina tremulans*. Desmarres (1847) recommande dans les cas graves l'opération de Ware, la ponction à travers la sclérotique.

Les inflammations de la rétine constituent les rétinites aiguës ou chroniques ; Wardrop les avait décrites sous le nom de *ophtalmia interna posterior ;* ses symptômes sont la photophobie, le trouble de la vision, les douleurs intra et péri-oculaires. Mackenzie décrit sous le nom de rétinite chronique, ou *hebetudo visus*, l'asthénopie accommodative. Desmarres fait entrer la kopiopie de Petrequin dans le domaine des rétinites chroniques. Cependant sa description des maladies de la rétine est la plus judicieuse que nous rencontrions ; il distingue trois classes : celle des inflammations (aiguë, chronique ou simple congestion) ; celle des névroses, comprenant l'héméralopie, la nyctalopie et l'hémyopie ; la troisième classe embrasse l'apoplexie de la rétine, le fungus, l'hydropisie et l'ossification ; la paralysie de la rétine, ou amaurose constituerait une quatrième classe.

5° Affections amaurotiques. — La plupart des auteurs reconnaissent que l'amaurose est une affection complexe difficile à classer : « L'amaurose n'est pas une, nous dit Carron du Villars (1838), et sa classification est encore entourée d'un vague désespérant ». Walther nous répète à peu près les mêmes termes : « L'amaurose n'est pas une maladie particulière, mais le terme désignant des affections multiples et différentes les unes des autres ». Et Magne (1844) conclut de ses recherches : « Dans un système nosologique naturel, il ne peut y avoir place pour l'amaurose ».

Résumant les données du siècle précédent, Beer avait divisé les amauroses, au point de vue anatomique, en amauroses dynamiques, sans lésions de l'œil, ni des parties environnantes, et amauroses avec lésions apparentes de l'œil ou de ses annexes. Au point de vue étiologique, il établissait deux classes : les amauroses idiopathiques ou congestives, et les amauroses deutéropathiques provenant d'une adynamie générale ou locale nerveuse.

La classification de Rognetta est plus judicieuse ; suivant leur nature, il distingue les amauroses *mécaniques* (par compression du nerf optique ou de la rétine), les amauroses *asthéniques*, les amauroses *hyperesthésiques* ou congestives. Sous le rapport du siège, elles sont *constitutionnelles*, *idiopathiques*, *orbitaires* (et généralement alors mécaniques), *névropathiques*, *encéphaliques*, *sympathiques*. Au point de vue de leur forme, on distingue l'*amblyopie*, l'*amaurose*, l'*hémiopsie*, la *diplopie* (monoculaire), la *nyctalopie*, l'*héméralopie*, la *myodepsie*, la *chroupsie*, etc.

Deval, dans son traité de l'amaurose, qui paraît au moment de l'invention de l'ophtalmoscope, nous donne l'étude la plus complète des affections amaurotiques. Au point de vue du siège, il les divise en amauroses : rétinienne, du nerf optique, cérébrale, spinale, ganglionnaire ou abdominale, trifaciale, ophtalmique.

Au point de vue étiologique, il admet trente variétés d'amaurose ; voici cette longue liste : amauroses par suppression des menstrues, du flux hémorrhoïdal, des hémorragies nasales, par omission de saignées habituelles, par répercussion des maladies cutanées, par suppression de la phtiriase, de la transpiration, du mucus nasal, des lochies, du lait, amauroses chlorotique, rhumatismale, syphilitique, vermineuse, suite de grossesse, éclamptique, épileptique et hystérique, albuminurique et diabétique, pellagreuse, amaurose dans les convalescences, par suite d'évacuations sanguines exagérées,

par déperdition immodérée de lait et de ptyalisme, par suite d'excès véné-
riens, amaurose saturnine, mercurielle, alcoolique, toxique (tabac, belladone,
seigle ergoté, etc.), amaurose par rétraction musculaire, amaurose traumatique.

L'ophtalmoscope jette un jour favorable dans l'obscure étude de ces
lésions, mais les amauroses ne disparaissent pas très rapidement du cadre
nosologique, et Fano, en 1866, étudie encore les amauroses cérébrales, les
amauroses spinales, les amauroses par altération du nerf optique, les amauroses rétiniennes, l'amaurose sympathique et les amauroses spéciales, reconnaissant comme causes : la pigmentation rétinienne, l'embolie de l'artère
centrale de la rétine, l'albuminurie, le diabète, ou une malformation ou
impotence congénitale.

Amauroses réflexes, amaurose sympathique. — Le xviiᵉ siècle avait
observé et mis dans une classe à part une série d'amauroses (telles, celles
consécutives aux traumatismes péri-orbitaires) sous le nom de sympathiques.
Demours y voit une action réflexe ; il élargit cette catégorie pour y faire figurer une foule d'autres faits : « Les relations qui existent entre les nerfs de
l'organe de la vision et l'intercostal, donnent naissance à beaucoup d'amauroses par la correspondance que ces relations établissent entre les viscères
abdominaux et les yeux. »

Walther pense que, dans la vision, il y a nécessairement une action réciproque des nerfs optique et ciliaires, et que bien des amauroses sont la conséquence de troubles du système ciliaire. Dans ce groupe, il range : les
amauroses incomplètes avec paralysie des muscles oculaires, les amauroses
consécutives aux traumatismes péri-orbitaires, l'amblyopie transitoire suivant l'ingestion de certains narcotiques, les amauroses causées par des
troubles abdominaux.

Sichel agrandit encore le domaine des amauroses réflexes ; il admet une
amaurose cérébrale, une amaurose spinale, une amaurose abdominale, une
amaurose ganglionnaire, une amaurose trifaciale.

Bessières (1838) insiste sur le rôle du trijumeau dans la production des
amauroses réflexes ; il admet un certain équilibre entre le trijumeau et le
tractus optique ; la rupture de cet équilibre entraîne des troubles visuels plus
ou moins complets.

La notion des troubles fonctionnels sympathiques, pris dans l'acception
actuelle, remonte au commencement du siècle.

Himly, Demours, von Ammon connaissaient ce fait : que l'œil sain peut
devenir le siège d'une affection pernicieuse, quand l'autre œil est perdu. La
théorie de l'amblyopie sympathique est exposée en détail par Mackenzie
en 1840. Wardrop rappelle que les vétérinaires, en pareil cas, amènent la
destruction de l'œil sympathisant au moyen de la chaux vive ; il propose
d'agir de même chez l'homme et d'amener par des moyens semblables la disparition de l'œil perdu amaurotique.

Ce n'est que lorsque les recherches de Bonnet eurent montré l'innocuité
de ce traumatisme opératoire, que l'on songea à avoir recours en pareil cas

à l'énucléation ; elle fut pratiquée pour la première fois dans ce but, en 1851, par Prichard de Bristol.

Amaurose albuminurique. — Wells signale les amauroses consécutives aux affections rénales (1812). Landouzy (1849) établit que l'amblyopie est un symptôme presque constant de la néphrite albumineuse, précédant quelquefois tous autres symptômes, disparaissant et revenant avec l'albumine ; il considère cette amaurose comme le résultat d'une altération du système nerveux ganglionnaire. Bouchardat pense au contraire que l'amaurose albumineuse ne se manifeste que longtemps après le début de la maladie, et qu'elle est la conséquence de l'affaiblissement général de l'organisme.

Amaurose hystérique. — L'amaurose hystérique avait été signalée dès le xviie siècle : Hocken (1842) en distingue deux formes, aiguë ou chronique ; il observe le rétrécissement du champ visuel. L'amaurose hystérique est ensuite étudiée par de Graefe qui lui donne le nom d'*anesthésie de la rétine*.

Héméralopie. — L'étude de l'héméralopie était encore confuse au xviiie siècle et, tandis que Maitre-Jean, Guérin désignent par ce mot la cécité diurne, et par nyctalopie, la cécité nocturne, Gendron, Rowley, Richter prennent ces deux mots dans une acception directement contraire. Demours, entendant par héméralopie la cécité nocturne, y voit un état irritatif de la rétine ; la plupart des oculistes ultérieurs font de cette amblyopie la conséquence d'un état congestif rétinien.

Scotomes. — Au xviiie siècle, Saint-Yves expliquait les scotomes par des décollements partiels de la rétine, tandis que Boerhaave y voit l'ombre projetée par des corpuscules situés entre la cornée et la rétine. Richter distinguait les scotomes mobiles et les scotomes immobiles : les scotomes mobiles reconnaissant comme cause l'obscurcissement d'un point transparent de l'œil avec projection de son ombre sur la rétine, les scotomes immobiles étant causés par la paralysie d'un point de la rétine. Mackenzie distingue la *myodesopsia sensitiva* et la *myodesopsia insensitiva* ; dans la myodesopsia sensitive, le scotome est subjectif, ectomatique (s'il s'agit de mucosités sur la surface externe de la cornée), entomatique (quand il s'agit de corpuscules flottant dans le vitré. Dans la myodesopsia sensitive, le scotome est subjectif, il dépend de lésions des vaisseaux rétiniens (anévrismes, hémorragies), de paralysie partielle de la rétine, d'affections de la choroïde, du nerf optique, du cerveau même.

Traitement des amauroses. — C'est en 1829 que la strychnine fut employée pour la première fois dans le traitement des amauroses, par Shortt ; Liston, Middlemore, Petrequin sont les propagateurs de cette thérapeutique. L'électricité est antérieure à la strychnine : elle a été employée sous la forme statique dès le milieu du xviiie siècle. Le galvanisme fait son apparition dans l'amaurose dès le commencement du xixe siècle avec Aldini, Grapengiesser et Magendie. De découverte plus récente, les courants d'induction sont appliqués dès 1845 par Schlesinger, Hœring et Guépin.

La découverte de l'ophtalmoscope ; ophtalmoscopie. — La connaissance des affections internes de l'œil date de l'invention de l'ophtalmoscope. C'est en 1851 qu'Helmholtz imagine son miroir pour l'examen de la rétine sur l'œil vivant. En 1852, Follin a déjà employé cet instrument légèrement modifié à l'examen des états pathologiques.

Ruete apporte une grosse modification (1852) en substituant au miroir plan d'Helmholtz un miroir concave et une loupe : son ophtalmoscope était cependant lourd, monté sur un pied.

C'est Anagnostakis, en 1853 (*Gazette des hôpitaux*, décembre 1853), qui donne à l'ophtalmoscope la forme actuelle d'un petit miroir à manche mobile : il publie en 1854 les premiers dessins de fond d'œil normal, étudie avec son instrument les hémorragies de la rétine, les décollements dont il donne une très bonne représentation (ANAGNOSTAKIS, Essai sur l'exploration de la rétine et des milieux de l'œil sur le vivant, au moyen d'un nouvel ophtalmoscope. *Annales d'oculistique*, 1854, t. XXXI, p. 61). Bader (1855) étudie longuement les changements qu'on peut découvrir dans l'œil au moyen de l'ophtalmoscope, et Schauenburg, précurseur de Bouchut, tend à se rendre compte par l'œil de l'état du cerveau.

La découverte d'Helmholtz fut accueillie en France avec un certain scepticisme : malgré les communications de Follin, la presse médicale est muette à ce sujet. Denonvilliers et Gosselin, dans leur Traité des maladies des yeux, paru en 1855, se bornent, à propos de l'amaurose et de la cataracte, à émettre des doutes sur la possibilité d'arriver à un diagnostic plus certain au moyen de l'instrument d'Helmholtz et de Follin.

Avec l'ophtalmoscope, on commence à débrouiller le chaos des amauroses; les affections des membranes profondes qu'on ne connaissait guère qu'hypothétiquement, sortent de leur confusion. Le rôle pathologique de la choroïde apparaît avec les recherches de Follin en 1858, qui montrent que beaucoup d'altérations de la rétine, du corps vitré, de l'iris et du cristallin ne sont que des altérations consécutives à quelque lésion primitive de la tunique vasculaire de l'œil.

Les affections de la rétine, du nerf optique sont déterminées avec précision dans les atlas ophtalmoscopiques dont l'apparition suit les travaux de Follin. Le premier en date, l'*Iconographie ophtalmologique* de Sichel, a commencé à paraître en 1852 et n'a été terminé qu'en 1859; malgré l'adjonction d'un aperçu sur la nouvelle méthode d'observation à l'ophtalmoscope, l'ouvrage était déjà vieilli et démodé avant d'avoir fini de paraître. L'*Atlas d'ophtalmoscopie* de Liebreich paraît en 1863, suivi peu après de celui de Martin : l'importante iconographie de Jaeger voit le jour en 1869. La cérébroscopie date des travaux de Bouchut, de Galezowski, de Meunier. Elle a pour objet l'étude des rapports des affections du nerf optique, de la rétine, de la choroïde avec les maladies du cerveau et de la moelle épinière; malgré l'emploi de l'ophtalmo-microscope et les recherches nouvelles de Chéron en 1874, cette méthode paraît n'avoir pas donné tout ce qu'elle promettait; mais du moins elle a provoqué la longue série des importantes recherches sur les troubles oculaires accompagnant les maladies du système nerveux.

Affections du cristallin. — La question de la genèse et de la nature de la cataracte souleva de nombreuses discussions au commencement du siècle.

Walther (1810) émet sa théorie mémorable : la cataracte n'est pas une affection, mais le résultat de nombreuses affections du cristallin ; congénitale, elle reconnaît comme cause un arrêt de développement du cristallin ; sénile, elle peut avoir des origines diverses : tantôt elle est une nécrose naturelle du cristallin, conséquence fatale de l'âge vers laquelle nous aboutirions tous, si la mort n'intervenait prématurément ; tantôt elle est la conséquence d'une inflammation de la lentille ou de sa capsule ; tantôt elle est la conséquence d'une viciation de la liqueur nourricière du cristallin, de la liqueur de Morgagni. Ici interviennent alors comme causes toutes les dyscrasies chères aux théories allemandes. Ces idées qui eurent grand succès en Allemagne, en Italie et en Angleterre, furent mal accueillies en France. Delpech (1813) ne peut admettre l'inflammation d'un organe dont les moyens de nutrition sont inconnus, et Demours, se ralliant aux idées de Delpech, fait de la cataracte une affection consécutive aux lésions du système lymphatique qui fournit au cristallin sa nourriture et entretient sa transparence.

L'anatomo-pathologie aboutit à des résultats qui n'étaient pas faits pour corroborer les idées de Walther. Dieterich, de ses recherches sur les traumatismes cristalliniens chez les animaux, conclut que la piqûre ou la déchirure de la capsule postérieure entraînent toujours l'opacification de la lentille, tandis que la lésion de capsule antérieure n'occasionne son opacification qu'autant qu'elle dépasse et atteint la substance du cristallin. Von Ammon montre que la cataracte congénitale n'est pas la conséquence d'un arrêt de développement, mais bien la suite d'un trouble circulaire de l'artère centrale de la rétine, le cristallin étant opaque dans la vie fœtale, du moins à ses débuts.

A la théorie de Walther se substitue alors celle de Pauli (1838) qui admet que la cataracte comprend trois états pathologiques distincts : le *phacosclérome*, la *phacomalacie*, et la *phacohydropysie*. Le phacosclérome est un dessèchement, un ratatinement de la lentille consécutif à des troubles de nutrition ou à un processus de régression sénile : l'âge paraît le seul facteur en cause, et tout traitement médicamenteux serait illusoire. La phacomalacie est un ramollissement du cristallin consécutif à une affection de la capsule, cette affection étant généralement de nature rhumatismale ou goutteuse. La phacohydropisie est un ramollissement de la lentille consécutif à une hypersécrétion de la capsule ; les traumatismes sont une cause fréquente de cette affection. Pauli conteste l'existence de l'inflammation de la lentille.

Vers la même époque (1841), grande discussion entre Malgaigne et Sichel, Malgaigne niant l'origine capsulaire de la cataracte et disant n'avoir jamais rencontré la cataracte capsulaire. Cette discussion est tranchée par le mémoire de Duval qui conclut qu'il y a des cataractes lenticulaires et des cataractes capsulaires, celles-ci se subdivisant en cataractes capsulaires complètes et cataractes capsulaires antérieures ou postérieures.

Sous l'influence de ces progrès on vit disparaître du champ nosologique les nombreuses variétés (Velpeau les évaluait à 60) de cataractes dont l'école

allemande nous avait gratifiés, et qui reposaient toutes sur une symptomatologie aussi complexe qu'artificielle. L'influence des dyscrasies persista seulement pour quelques formes mieux déterminées, telle la cataracte diabétique.

Avec la théorie de l'origine dyscrasique ou inflammatoire des cataractes,
le traitement médical avait beau jeu : s'il trouva de nombreux sceptiques, tels
que Demours, Mackenzie, Weller, Carron du Villars, il était encore prôné au
milieu du siècle par Rau et Sichel.

Deux autres méthodes curatives firent quelque bruit à cette époque : l'électricité et la révulsion intense. L'électricité avait été inaugurée, sous la forme
statique, au siècle précédent, par Knox et Ware contre la cataracte ; sous la
forme galvanique et faradique, elle attira l'attention de quelques chercheurs
consciencieux qui n'obtinrent que des résultats douteux (Crussel, Newman,
Kabat) ou négatifs (Guépin) ; elle finit par tomber entre les mains de charlatans qui en firent une immorale exploitation de la crédulité humaine.

Nous en dirons autant de la méthode révulsive, renouvelée des Grecs par
Gondret *e tutti quanti* (cautérisations profondes de la nuque au fer rouge
ou à l'ammoniaque) ; même à son époque, elle était jugée comme une méthode digne de charlatans de carrefour exploitant impudemment la crédulité publique.

**Affections des paupières, du globe et de l'appareil lacrymal. — 1° Pau-
pières. —** Dans les affections des paupières, Arlt, Hasner (1847) montrent les
rapports du chalazion et de l'orgelet avec les glandes de Meibomius et les
follicules pileux.

Schon (1828), puis von Ammon (1831) et Sichel décrivent la malformation
congénitale appelée *epicanthus* ainsi que le procédé opératoire destiné à pallier aux inconvénients de cette affection.

Von Ammon avait déjà (1820) décrit le *phimosis palpebrarum*, affection
contre laquelle il imagine le procédé opératoire qu'il appelle *canthoplastie*;
Frœbelius (1841) étend ce procédé au traitement de l'entropion.

L'inflammation de l'aponévrose orbitaire est signalée et étudiée pour la
première fois par O. Ferral en 1841.

L'exophtalmie, mentionnée par Saint-Yves, est attribuée par Wenzel à un
amas de sérosité dans le tissu graisseux de l'orbite ; elle est étudiée ensuite
par Pauli, mais c'est à Basedow que revient le mérite d'avoir signalé ses rapports avec l'affection cardiaque; citons ensuite les travaux de Graves, Marsh
(1847), Fischer (1850).

2° Orbite. — L'étude des tumeurs de l'orbite dans leur ensemble est
esquissée par Demarquay en 1860.

L'inflammation de la glande lacrymale est signalée par Beer et Schmidt;
elle est étudiée par Behre (1837), Heynes Walton (1853), Businelli, Horner, etc.
Son hypertrophie est signalée par Fano (1862), Rothmund, Letneur, etc.; ses
affections cancéreuses, par Himly, Travers, Lawrence, Mackenzie, Cunier, etc.

3° Voies lacrymales. — Schmidt (1803), reprenant l'étude des affections des différentes parties de l'appareil lacrymal, distingue les affections de l'appareil excréteur, celles des canaux afférents, et celles des canaux destinés à l'évacuation des larmes. Dans les affections de la glande lacrymale, il décrit l'oblitération de ses canaux excréteurs généralement suite de blessures, la fistule ou dacryops, l'hydatis, les affections dyscrasiques, parmi lesquelles figurent le scirrhe et l'inflammation simple. Dans le conduit lacrymo-nasal, il distingue les affections suivantes : élargissement, rétrécissement ou oblitération des points lacrymaux; déchirure, avec oblitération du canalicule, consécutive aux traumatismes chirurgicaux intempestifs ou à des inflammations dyscrasiques du sac. Les affections du sac comprennent l'*hydrops*, le *varix* et la *hernia*. Les affections du canal nasal comprennent les affections de la muqueuse et de l'os.

L'étude et le traitement des affections lacrymales ont été repris ensuite par Bowmann qui n'a pas peu contribué à faire disparaître la canule de Dupuytren.

Affections des muscles de l'œil. — Demours traite les paralysies des muscles de l'œil au chapitre des névroses des muscles de l'œil; il ne mentionne que la paralysie des muscles droits et du releveur. Weller, encore plus concis, mentionne les paralysies sans distinction du muscle atteint. Stœber en parle brièvement à l'article Ophtalmoplégie. En 1840, Szokalski signale la paralysie du grand oblique. Walleix, en 1853, décrit la paralysie de la troisième paire et celle de la sixième. Desmarres (1847), Deval, Donders, Fano complètent la description des paralysies du grand oblique.

Pendant la première partie du siècle les notions sur le strabisme sont des plus confuses. Les auteurs admettent, comme facteur étiologique, à peu près toutes les hypothèses émises au siècle précédent. Pravaz y ajoute une nouvelle théorie : celle d'une anomalie de position de la lentille; Rossi fait entrer en ligne de compte la forme de la cavité orbitaire.

Buffon avait fait intervenir la réfraction inégale des deux yeux comme facteur étiologique du strabisme; Demours et Purkinje tentèrent, sans grand succès, de faire revivre cette théorie. L'invention de la ténotomie fit prévaloir la théorie musculaire. Cependant Guérin admet deux strabismes différents : l'un mécanique, ou musculaire primitif; l'autre optique, ou musculaire consécutif. Plus radical, Charles de Graefe n'admet que la théorie musculaire, et voit dans le strabisme une disproportion entre la longueur moyenne des muscles. C'était l'opinion de Dieffenbach qui soutient qu'une anomalie de réfraction ne peut produire le strabisme. Bohm, en 1857, fait un retour vers la théorie optique sans dégager nettement le rôle de la presbyopie et de l'hébétudo visus. C'est Donders, en 1864, qui établit les rapports du strabisme et des vices de réfraction, montrant que l'hypermétropie développe le strabisme convergent en vertu de la relation qui unit l'accommodation et la convergence. Cette théorie trop mécanique est actuellement battue en brèche par les travaux de Parinaud, qui définit le strabisme un vice de développement de l'appareil de la vision binoculaire empêchant la convergence des yeux sur l'objet fixé.

Jusqu'à 1840, le traitement du strabisme ne comportait que l'emploi des louchettes ou des procédés peu recommandables, tels que l'électropuncture de Cavarra, la galvanisation avec Eisenmann, les cautérisations à la nuque. Dieffenbach introduisit la myotomie avec large débridement de l'aponévrose. Jules Guérin imagina l'avancement musculaire pour remédier au strabisme divergent consécutif aux opérations malheureuses. Bonnet réalisa un grand progrès dans cette voie en montrant qu'il suffit de détacher le tendon du muscle; Critchett, d'autre part, perfectionna l'avancement de Guérin par la suture du tendon au tissu épiscléral. Sous le nom d'avancement capsulaire, de Wecker tente de modifier la déviation par l'intermédiaire de la capsule de Ténon.

Les travaux de Donders complétés par ceux de Javal, Landolt, Giraud-Teulon, etc., ont introduit, dans le traitement du strabisme, les verres et le stéréoscope.

Anomalies de la réfraction. — Les défauts de la réfraction sont étudiés d'une façon remarquable dans un petit ouvrage bien inconnu du commencement du siècle, *l'Économie de l'œil* de Kitchiner : il donne des conseils sages et logiques sur l'emploi des verres dans les différentes formes d'amétropie (myopie, presbytie des jeunes gens et des vieillards), et sur la façon pratique de déterminer le verre convenant à chaque sujet. Il insiste sur la nécessité des lunettes et du port de verres appropriés à chaque défaut de la vision. Lawrence est un des rares auteurs chez qui nous trouvions une réminiscence des idées si pratiques et si justes de Kitchiner. Les travaux de l'école de Beer, l'ennemi juré des lunettes, firent tomber dans un oubli complet la pratique des médecins anglais de la fin du xviii⁰ siècle.

Beer, étudiant les causes de la myopie, n'arrive, selon son habitude, qu'à embrouiller un peu plus la question ; il lui attribue des origines multiples : courbure exagérée de la cornée et du cristallin, hypertrophie du corps vitré, *turgor vitalis* exagérée du globe, trop grande densité de la cornée et du cristallin, dilatation exagérée de la pupille, allongement de l'axe antéro-postérieur de l'œil. C'est à cette dernière théorie que se rallient la majorité des auteurs, considérant la myopie comme le résultat d'un spasme des muscles extrinsèques de l'œil. Il en découlait une double indication thérapeutique : faire cesser le spasme par une gymnastique appropriée de la vision, ou le supprimer par la ténotomie des muscles en cause. Dans le premier ordre d'idées, apparaît l'appareil de Berthold, qui consistait à fixer la tête de l'enfant myope dans une espèce de gorgerin en fer maintenant l'œil à une distance donnée du livre. La seconde méthode, la ténotomie, fut introduite par Alphonse Guérin vers 1840.

Pour l'usage des verres concaves, les auteurs du commencement du xix⁰ siècle émettent des théories issues de l'ignorance des questions d'optique et de cette idée de Beer, renouvelée de Bartisch, que les lunettes sont nuisibles à la vue. « L'organe affecté de myopie, nous dit Weller (1832), s'il n'a pas été trop déformé par l'usage des lunettes et des verres concaves, est insensiblement ramené à son état normal par l'âge..... Le myope ne doit pas constamment porter ses besicles, s'il veut conserver l'espoir de pouvoir distinguer les objets éloignés sans lunettes quand il aura dépassé quarante ans. » Sichel prétend que c'est l'usage de verres convexes qui rend myopes les sujets atteints d'amblyopie presbytique (hypermétropie). Réveillé-Parise ajoute que c'est le port des verres qui a produit le plus grand nombre de myopes.

Les travaux de la première moitié du xixe siècle n'ajoutent rien à nos connaissances sur la presbytie et l'hyperopie ; Beer se contente d'énumérer les causes de la presbytie tout comme ses devanciers. Les notions de l'amblyopie compliquée de presbytie que nous donnent Wells, Ware et Sichel ne sont que la reproduction des idées de Scheuchzer et Plemp. Ruete (1855) crée le mot *Uebersichtigkeit,* qui entre les mains de Donders deviendra l'hyperopie. La plupart des auteurs repoussent comme dangereux l'emploi des verres convexes un peu forts.

L'asthénopie accommodative avait été signalée par Saint-Yves sous le nom d'atrophie de la rétine ; au xixe siècle elle est décrite sous la dénomination d'*hebetudo* ou *debilitas visus.* Bonnet (1841) lui donne comme cause un excès de compression des muscles droits pendant l'acte de l'accommodation ; comme remède, pour diminuer la pression exercée par ces muscles, il a recours à la section de l'un ou de plusieurs d'entre eux. Petrequin figure parmi les adeptes ardents de cette théorie et décrit les phénomènes asthénopiques sous le nom de *kopiopie* ou *ophtalmokopie.* Tout en admettant le traitement ténotomique, Adams s'éloigne de la théorie de Bonnet et considère l'asthénopie comme le résultat de tiraillements exercés par les muscles sur le nerf optique ; il dénomme cette affection *amaurosis muscularis.* Ces idées sont énergiquement combattues par Fleussu et Velpeau, qui, dans les prétendues guérisons par ténotomie, ne voient que des erreurs de diagnostic.

Mackenzie (1843), créant le mot *asthénopie,* en fait une rétinite chronique. Modifiant ensuite un peu ses idées, Mackenzie remet l'accommodation en cause ; la diminution du pouvoir accommodateur est pour lui la conséquence d'une affection des rameaux ciliaires de l'oculomoteur ; à cette cause, s'ajoute généralement une affection mal déterminée de la rétine ; les verres convexes sont le meilleur remède, mais leur action est purement palliative.

Ces idées auront cours jusqu'à ce que Donders soit venu montrer la véritable nature de l'asthénopie accommodative.

L'asthénopie musculaire (insuffisance des droits internes) est décrite par Fleussu comme une espèce de strabisme ; c'est dans cette forme que Velpeau pense qu'il faut ranger les prétendues guérisons opérées par la ténotomie. L'asthénopie musculaire a été étudiée complètement par de Graefe (1869). Signalé par Young à la fin du xviiie siècle, l'astigmatisme est étudié par Gerson qui lui donne comme origine un défaut de courbure de la cornée (1810). Fischer (1819) décrit, d'après son observation personnelle, l'astigmatisme régulier. Airy (1827) indique le premier l'usage des verres cylindriques.

Goulier (1852) fait passer la découverte de Young dans le domaine de la pratique. En 1854, Helmholtz invente son ophtalmomètre sur lequel reposent les travaux de Donders (1862) et de Knapp (1859).

La première échelle typographique, pour la mensuration de la force de la vision, fut donnée par Kuchler en 1843; peu après paraissent celles de Stellwag, de Jaeger, de Smée et de Snellen.

CHIRURGIE

Opérations sur les paupières et la conjonctive. — 1° Paupières. — Von Ammon introduit la *canthoplastie* contre le phimosis palpébral et la *rhinorraphie* contre l'épicanthus ; cette dernière méthode est perfectionnée par Sichel et de Graefe.

Dans le traitement de l'ectropion, nous voyons refleurir et s'améliorer tous les procédés de l'école grecque : la *tarsorraphie* apparaît avec Walter, en 1826. L'ectropion n'échappa pas à l'influence de la mode courante, et le considérant comme la conséquence d'un spasme de l'orbiculaire, Petrequin, Blasberg, etc., conseillent la section sous-cutanée de ce muscle.

Même profusion de méthodes opératoires contre l'ectropion et le trichiasis; la transplantation du terrain ciliaire, qui date des Grecs et a été ressuscitée par Bartisch au xvi° siècle, est remise en honneur par Himly, Jaeger, Vacca Berlinghieri, Flarer. Von Ammon fait la tarsotomie longitudinale et horizontale que Jaesche combine avec la transplantation. Guérin, Warthon Jones pratiquent la tarsotomie verticale, Saunders l'ablation partielle ou totale du tarse, Streatfield l'évidement. La destruction des bulbes pileux s'opère avec tous les caustiques, depuis la pierre infernale jusqu'à l'électricité sous la forme électrolytique. L'entropion n'échappe pas à la fureur myotomique et la section du muscle est pratiquée par Dieffenbach, Key, Cunier, Petrequin, etc.

Contre la blépharoptose rappelons le procédé de Velpeau : réunion directe de la paupière au sourcil, celui-ci lui imprimant les mouvements. Sedillot proposait de tirer parti du muscle sourcilier que l'on ferait descendre dans l'épaisseur de la paupière : c'est ce dernier procédé qui a été mis en pratique par Panas.

La blépharoplastie apparaît dans la chirurgie, au commencement du xix° siècle, avec Charles de Graefe vers 1809. Dzondi, puis Fricke, Jungken, Langenbeck, etc., en Allemagne, Velpeau, Bérard, Jobert de Lamballe en France, en firent de nombreuses applications.

Charles de Graefe employa la méthode indienne ou procédé par torsion. C'est la méthode que nous voyons employée par Fricke de Hambourg, Velpeau, Gerdy, Carron du Villars, von Ammon, Sedillot.

Dzondi, en 1818, avait employé la méthode par glissement; Dieffenbach, Serre de Montpellier, Sanson, Bérard, Warthon Jones ont été les propagateurs de ce procédé.

On a cherché aussi à obvier à l'absence de cils à la paupière nouvellement

formée : Haynes, Walton, Dieffenbach, Dzondi ont arraché des cils robustes
ou des poils, et les ont transplantés dans de petites piqûres pratiquées le
long du bord de la paupière artificielle, les maintenant en place par des
bandelettes agglutinatives.

2° CONJONCTIVE. — Le symblépharon (adhérence des paupières au bulbe)
attire l'attention de Dieffenbach et de von Ammon. Celui-ci, dans le symblépharon partiel, recouvre la partie centrale de l'adhérence par un lambeau
palpébral ; il réséque quelques jours après le lambeau sous-jacent adhérent
au globe. Le procédé de Dieffenbach consiste à replier la paupière en dedans
et à mettre sa face épidermique en contact avec le globe.

Dans l'ankyloblépharon, von Ammon dissèque un lambeau de conjonctive, dont il se sert pour recouvrir la plaie.

La thérapeutique du ptérygion est une de celles qui ont le moins pro-
gressé : la chirurgie contemporaine a brodé de brillantes variations sur les
thèmes de la chirurgie antique et fait revivre tour à tour les procédés
les plus oubliés sans rien inventer de bien neuf.

Contre le pannus, Scarpa recommande l'excision d'un lambeau conjonctival. Kuchler, sous le nom de circoncision de la cornée, Furnari, sous le
nom de tonsure conjonctivale, étendent l'excision à tout le pourtour du bord
cornéen.

Dirigée contre les granulations rebelles, l'excision des culs-de-sac de la
conjonctive a été imaginée et pratiquée par Richet, Galezowski (1874), Giffo,
Parisotti en France; Heisrath (1882), Schneller, Vossius, Treitel en Allemagne
appliquent largement cette méthode.

Opérations sur la cornée, iris, sclérotique. — 1° CORNÉE. — Le traitement
opératoire des leucomes a donné lieu à de nombreuses recherches.

La ponction de la tache, ponction répétée en vue d'amener la résorption
de l'exsudat, trouve peu d'adhérents : Demours cependant, partant de ce
principe, pratique des scarifications plus ou moins profondes. Weller et
Delarue passent un séton à travers la substance cornéenne.

La résection, indiquée au XVIII° siècle par Saint-Yves, Pellier et d'autres,
est reprise par Gulz sans grand succès (1842).

La kératectomie (ablation de la partie opaque) avait été pratiquée par
Darwin en 1795 : il enlevait au trépan une rondelle du tissu leucomateux,
espérant obtenir à sa place la formation d'un tissu transparent ; les
recherches ultérieures de Dieffenbach (excision et suture) furent peu encou-
rageantes.

Schmid et Weber avaient essayé (1814) d'ouvrir une voie artificielle aux
rayons à travers la sclérotique ; leurs expériences avaient été faites seulement
sur les animaux. Sur l'homme, entre les mains de Beer, Guthrie, Muller,
elles ne donnèrent que des résultats négatifs.

L'abrasion et le raclage, pratiqués par Woolhouse et Maucharl, sont repris par Malgaigne en 1843, puis par Szokalski avec des améliorations et des succès relatifs.

Reisinger, Himly, Stilling (1813) et Meiser (1823) se disputent l'honneur de l'invention de la transplantation de la cornée. Wutzer modifie leur méthode (1831) ; il fait une ouverture sclérale sur laquelle il appose le lambeau cornéen ; malgré les résultats favorables de ses expériences sur les animaux, appliquée à l'homme, cette méthode échoua. Stilling arrive à faire prendre le lambeau sans pouvoir affirmer que l'animal y voit. Thomé (1834), sur le lapin, aurait vu le lambeau garder sa transparence ; tandis que Desmarres constate qu'il s'opacifie rapidement. Bigger (1837) sur les animaux, a vu, 17 fois sur 19 opérations, la cornée transplantée garder sa transparence.

Malgré les travaux de Strauch et Markus (1841), Feldmann (1842), Königshofer et Hauenstein (1843), la question semblait abandonnée, quand Nussbaum, en 1853, proposa sa cornée artificielle consistant en une petite lentille de verre que l'on introduisait dans la plaie. Cette méthode n'avait pas même le mérite de la nouveauté : Pellier de Quengsy et Lefebure (1808) l'avaient déjà proposée. Heuzer le premier (1859) aurait appliqué ce procédé à l'homme et fait supporter une cornée ainsi faite. Reprises par Abbate en 1862, puis par von Hippel, en 1877, ces expériences ont abouti à la possibilité du fait ; mais la cornée artificielle ainsi placée n'a pu être supportée plus d'un an sans amener des troubles du vitré. La cornée en celluloïd de Dimmer n'a pas eu plus de succès.

L'étude de la transplantation de la cornée a été reprise vers 1887 par Power, von Hippel, Rosmini, etc. Les uns (Hippel, Vagenmann, Silex) transplantent un lambeau pris à l'emporte-pièce dans une ouverture similaire ; les autres (Wolfe, Adamuck, Gradenigo) pensent qu'il faut que le lambeau cornéen soit accompagné de tissu conjonctival : ces deux méthodes ont donné quelque résultat.

La ténotomie combinée ou non à l'iridectomie pour dévier la pupille et la ramener vers le centre date de Wolff (1840). Cette méthode a été prônée ensuite par Cunier, Pétrequin, Serre de Montpellier, Kuhn, Sperino.

L'électrolyse du leucome date de Crussel (1841). Usuglio, Hœring, Wilbrand, Quadri, Philipeaux ont obtenu quelques bons effets. Cette étude a été reprise ensuite par Adler, Hubert, Allemann, etc.

La teinture des leucomes remonte aux médecins grecs ; pratiquée par Galien, repoussée par Aetius, indiquée de nouveau par Guy de Chauliac, Maître-Jan déclare cette opération impossible. De Wecker la fait renaître en 1872, suivi dans cette voie par Rava, Ponti (1873), Archer, Moyne, etc. Vacher, en 1887, pratique le tatouage coloré de la cornée.

Contre le staphylome transparent de la cornée, Chélius conseille la ponction quotidienne ; Middemore, Fario, Warlomont l'excision partielle de la cornée ; Adams l'extraction du cristallin transparent ; Tyrrel le déplacement de la pupille ; Bowmann, puis Bolto convertissent la pupille en fente au moyen d'une corectopie, d'un enclavement double.

2° Iris. — De nombreuses modifications sont apportées au manuel opératoire de la pupille artificielle.

Iridotomie (opération par incision simple). Ware, Baratta, Adams emploient la méthode de Cheselden par scléroticonyxis (incision transversale d'arrière en avant avec l'aiguille à lance). Maunoir (1811), après incision cornéenne, introduit dans l'œil de petits ciseaux ayant une pointe aiguë, l'autre mousse, avec lesquels il fait dans l'iris une double incision en forme de V, le sommet du V correspondant au centre de l'iris.

Iridodyalise (opération par décollement ou arrachement). Assalini inaugure l'opération par arrachement ou *corectopie* en 1802. Après incision cornéenne, avec une pince de son invention, il saisit l'iris à sa circonférence et en arrache un lambeau. A ce procédé se rattache l'*iridorhexis* de Desmarres. Buzzi, Scarpa pratiquent l'iridodyalise en décollant l'iris avec une aiguille introduite par la sclérotique. Schmidt abandonne la voie sclérale pour la voie cornéenne.

Irido-encleisis (fixation de la portion herniée de l'iris entre les lèvres de l'incision cornéenne). Cette méthode est inaugurée par Langenbeck en 1817 : Himly et Adams lui en disputent la découverte. Ce procédé consiste à faire une incision cornéenne, et à produire un prolapsus de l'iris, soit par simple pression sur le bulbe (Adams, Guépin), soit en attirant l'iris avec un crochet (Reisinger, Jaeger, Langenbeck, Von Onsenoort) ou avec des pinces (Himly) : on laisse l'iris enclavé dans les lèvres de la plaie. A ce procédé se rattache l'*iridodesis* de Critchett (après avoir tiré l'iris au dehors, il le lie avec un fil de soie).

Iridectomie. — Le grand inconvénient de ces procédés c'est que les ouvertures faites dans la cornée se bouchaient dans la majorité des cas. Aussi, sous l'influence de Gibson et de Beer, revient-on au procédé de Wenzel et de Janin, à l'iridectomie. Gibson (1811) fait dans la cornée une incision de trois lignes; par une légère pression il fait saillir l'iris et résèque la hernie ainsi produite. Quand le prolapsus irien ne se produit pas, Walther va chercher l'iris avec une pince, Beer avec un crochet.

Sclérotomie. — La première idée de la sclérotomie fut émise par de Wecker en 1867; Quaglino pratique cette opération en 1871; Mauther en Angleterre, Bader en Allemagne, de Wecker en France furent les propagateurs de cette opération.

Opérations sur le cristallin et la cataracte. — Au commencement du XIX° siècle, les insuccès arrivés avec la méthode de Daviel amenèrent une réaction violente contre elle, et deux procédés furent remis en usage : la réclinaison cornéenne et la discission par kératonyxis. Celle-ci, déjà pratiquée au siècle précédent et remise en honneur par Buchhorn (1806), consistait à aller largement disciser la capsule par voie cornéenne avec une aiguille spéciale. Cette méthode est encore classique pour certaines formes de cataractes. La réclinaison par la cornée eut un sort moins heureux ; dès le début, Montain dispute à Buchhorn la priorité de sa découverte; Langenbeck note les nombreuses complications iriennes qui en résultent et les insuccès par réapparition de masses incomplètement luxées. Delpech, qui, au début, plaidait pour elle, l'abandonne ; à peine trouve-t-elle quelques tièdes défenseurs en Walther, Reisinger, Jungken.

Beaucoup plus long fut le règne de la scléroticonyxis (réclinaison latérale), inauguré par Scarpa. Ce procédé consistait à pénétrer avec une aiguille courbe derrière l'iris, dans ce qu'on appelait la chambre postérieure, au moyen d'une ponction sclérale, et à faire basculer la cataracte en arrière et un peu de côté. Ce procédé fut très en honneur pendant la première moitié du siècle ; il avait presque détrôné l'extraction. Celle-ci a des partisans peu nombreux : Delpech, Roux, Antoine J. B. Paimard, en France, sont ses derniers défenseurs ; l'Italie et l'Allemagne n'étaient guère plus enthousiastes ; seuls les chirurgiens anglais continuaient à la pratiquer sur une large échelle.

C'est à Sichel, Desmarres, mais surtout à de Græfe qu'elle dut de rentrer dans une période plus active.

En 1853, de Græfe inaugure l'extraction linéaire pour les cataractes molles par une incision vertico-latérale, rappelant le procédé déjà employé par Travers. En 1859, avec l'introduction dans la pratique de son couteau étroit, il rapproche l'incision de la périphérie, en même temps qu'il l'agrandit, ce qui lui permet d'extraire des cataractes à noyau dur. En 1865 il pratique l'extraction linéaire modifiée par ponction et contreponction avec lambeau conjonctival adhérent au lambeau cornéen ; l'iris est sectionné triangulairement en deux coups de ciseaux. Le noyau contracté est extrait par un mouvement de bascule en appuyant avec une curette en caoutchouc sur le bas de la cornée.

Williams (1866) propose la suture du lambeau après l'extraction ; il opère ses malades avec anesthésie à l'éther. Snellen (1872) ne fixe le lambeau conjonctival par une suture, que lorsque le vitré s'étant écoulé, le lambeau ne manifeste pas de tendance à la réunion.

Desmarres, en 1851, avait pratiqué l'extraction sous-conjonctivale ; il abandonna bientôt ce procédé, conservant le lambeau conjonctival pendant la kystitomie et le réséquant au moment de pratiquer l'extraction.

Bowmann, en 1865, avait pratiqué l'extraction par avulsion, introduisant dans l'œil une curette spéciale. Pagenstecher pratique systématiquement (1865) l'extraction intracapsulaire par un procédé analogue.

L'opération de la cataracte par succion était pratiquée fréquemment par les médecins arabes ; depuis, elle a été réinventée par de nombreux praticiens : Galeatius de Santa Sophia (xive-xve siècle), Rondelet (xvie siècle), l'obscur Roch Mattioli (xviie siècle), Pecchioli (xixe siècle) ont réclamé pour eux la priorité de l'invention. Cette méthode fut remise en honneur, vers 1846, par Brachet et Laugier : ces opérateurs se servaient d'une aiguille creuse et coupante reliée à la seringue d'Anel.

En 1858, Desmarres dit de cette opération : « L'opération de la cataracte par succion est abandonnée, et je ne lui connais que le mérite d'avoir donné

à M. Charrière l'occasion de faire une aiguille-pompe qui est un petit chef-
d'œuvre. »

Opérations sur le globe. — Bonnet, en 1841, propose un nouveau procédé
pour l'ablation de l'œil ; sa méthode est perfectionnée par White Cooper en
1856. White Cooper incise circulairement la conjonctive autour de la cornée,
puis saisissant les muscles avec le crochet à strabisme, il les sectionne près
du globe ; il introduit alors les ciseaux courbes contre la paroi externe, et
sectionne en quelques coups le nerf et les muscles obliques. Ce procédé, qui
depuis lors n'a pas subi grandes modifications, a fait oublier le procédé
d'ablation de Louis avec le bistouri.

L'exentération, renouvelée des Grecs, et proposée antérieurement par
Mules et Noyes, est mise en pratique par de Græfe en 1884. L'évidement,
modification du procédé de Græfe, est prôné par Truc.

Contre les accidents sympathiques la névrotomie ciliaire, introduite par
Meyer et Secondi (1870), précède la névrotomie optico-ciliaire proposée par
Boucheron en 1876, étudiée ensuite par Schœler, Dianoux, Abadie, Landes-
berg, Schweigger.

En 1874, Mac Keown inaugure un nouveau chapitre de chirurgie oculaire,
en allant, à travers une plaie faite aux enveloppes, à la recherche des corps
étrangers dans le vitré au moyen de l'électro-aimant. Les travaux de Mac-
Hardy (1878), Pagenstecher, Schiess-Gemusseus, Snell et surtout de Hirschberg (1884), font entrer cette opération dans la pratique courante.

Opérations sur l'appareil lacrymal. — La méthode d'Anel eut au commencement du xixᵉ siècle très peu d'adeptes ; à peine est-elle citée par Demours,
Travers et quelques autres. Celle de Méjan tomba dans le même discrédit.

Le cathétérisme rétrograde pratiqué par le nez fut prôné par Dubois,
mais malgré les améliorations instrumentales apportées par Gensoul et
Sirus-Pirondi, il disparut devant les sages critiques de Carron du Villars et
Morgan.

La plupart des auteurs se rallient à la méthode de Petit, cathétérisme par
une incision du sac ; Desault introduisait une canule dans laquelle il faisait
passer un fil que le malade chasse hors du nez en faisant des efforts pour se
moucher ; Sanson introduisait au moyen de la canule une corde à boyau.
D'autres préféraient les corps dilatants solides ; Scarpa employait un clou de
plomb, Ware un clou d'argent.

Au siècle précédent Foubert, Pellier, Janin avaient introduit dans le
canal des canules qu'ils laissaient en place ; Dupuytren remet ce procédé en
honneur.

La cautérisation du canal fut proposée en 1822 par Harveng ; il employait
soit le fer rouge conduit à travers une canule, soit une mèche imprégnée de
nitrate d'argent. Deslandes introduisait une sonde portant du nitrate d'argent dans ses rainures.

Bermond prenait avec de la cire l'empreinte du canal, il modelait ensuite

une bougie portant le caustique dans les points correspondant aux rétrécis-
sements. Gensoul portait directement le caustique sur le point rétréci.

La méthode consistant à perforer l'unguis remonte aux médecins grecs.
Elle est encore pratiquée par Scarpa. Montain, Talrich, Laugier proposent
d'ouvrir la voie artificielle dans le sinus maxillaire et de placer une canule
dans l'ouverture.

Gerdy pratique la *rhinotomie lacrymale*, excision d'un lambeau carré de
la muqueuse de la paroi postérieure du canal.

L'oblitération des voies lacrymales, proposée par Nannoni au siècle précédent, est préconisée par Stœber, Desmarres, etc. Le fer rouge, la pâte de
Vienne, la pâte de Canquoin sont les caustiques en usage. Berlin en 1868
propose l'extirpation du sac lacrymal, comme une opération mieux réglée
que la destruction par le cautère actuel ou potentiel. Boche cautérise, ou
excise, seulement les points lacrymaux.

L'ablation de la glande lacrymale est tentée par Bernard (1843) et
Textor.

Bowmann, en 1853, reconnaissant que la cause de l'épiphora siège en
grande partie à l'embouchure des conduits lacrymaux, et que dans le traitement des affections lacrymales la dilatation par le moyen de sondes joue un
rôle important, érige en méthode l'introduction de sondes par le point lacrymal préalablement fendu. Weber introduit (1861) le sondage avec les bougies
élastiques et le cathétérisme forcé. Critchett prône les sondes en laminaria
douées de la propriété de se gonfler par l'humidité. Weber remet également
en honneur les injections détersives astringentes d'Anel.

Laurence, en 1866, revient sur l'ablation des glandes lacrymales, dont il
précise le manuel opératoire.

L'électrolyse du canal lacrymal est introduite dans la pratique en 1874
par Gorecki ; elle est ensuite étudiée par Steavenson (1887) et surtout
Lagrange (1894).

Strabisme. — La section d'un muscle pour guérir le strabisme aurait été
pratiquée par Taylor en 1737, au témoignage de Le Cat. Un siècle plus tard,
en 1838, Stromeyer essaie cette opération sur le cadavre ; Pauli l'exécute sans
succès sur le vivant. Dieffenbach, le 13 novembre 1839, opère avec succès un
enfant de sept ans atteint de strabisme interne ; en 1840, il publie les résultats
de 200 opérations. Phillips, Jules Guérin, Bonnet, Cunier, Velpeau, Boyer,
etc., perfectionnent cette méthode.

Il y eut à ce moment une véritable fureur myotomique dans le monde chirurgical ; on arrêtait les strabiques dans la rue pour leur persuader de se
laisser opérer ; les insuccès nombreux, dus à ce qu'on coupait généralement
le muscle au lieu du tendon, mirent rapidement fin à cet engouement excessif.
Les recherches de Bonnet, de Boyer, de Velpeau sur les rapports anatomiques
des muscles et de la capsule de Ténon rendirent plus de sûreté à cette opération ; la myotomie devint la ténotomie. Les travaux de Desmarres et de
Græfe contribuèrent à son perfectionnement, qu'achèvent ensuite les recher-

ches anatomo-pathologiques de Sappey et Richet, les études de Wecker, Javal, Landolt.

L'avancement musculaire fut pratiqué par Guérin en 1843 pour remédier à un strabisme inverse consécutif à une myotomie malheureuse. Tavignot, en 1852, procède à l'avancement du muscle opposé à la déviation par la ligature temporaire du muscle. Les travaux de Critchett (1855), de de Græfe (1857) fixent le manuel opératoire de l'avancement. L'avancement capsulaire est préconisé par de Wecker en 1883, le reculement capsulaire par Parinaud en 1890.

Traitement opératoire de la myopie. — Janin, en 1769, et plus tard Pellier de Quengsy notent comme extraordinaire le fait de vues myopes qui, après l'opération de la cataracte, se changent en presbytes, sans bien se rendre compte du phénomène. Desmonceaux, en 1786, propose comme moyen curatif des myopies de 2 à 3 pouces l'extraction du cristallin transparent; le baron de Wenzel, sur sa recommandation, aurait pratiqué plusieurs fois cette opération.

Beer, examinant la question, craint que le myope, apercevant l'instrument près de son œil, ne crée automatiquement de graves difficultés à l'opérateur. Mais, pas plus que Weller, il ne se déclare opposé à cette méthode.

Adams, en 1817, a pratiqué avec succès l'extraction du cristallin transparent dans des myopies fortes compliquées de kératocone transparent.

Phillips, vers 1840, crut remarquer qu'à la suite d'opérations de strabisme, dans lesquelles il avait dû diviser le grand oblique, la myopie avait cessé; il émit l'idée que la section de ce muscle guérirait la myopie simple sans strabisme.

Cette théorie rallia tous les suffrages; les divergences se manifestèrent seulement quand il fallut déterminer quels étaient les muscles à sectionner. Guérin, admettant que la contraction des muscles droits augmente la convexité de la cornée, sectionnait les muscles droit interne et droit externe. Plus radical, Kuh ténotomise les quatre muscles droits. Bonnet s'en tient à la section du petit oblique, Phillips à celle du grand oblique. Pétrequin, Bonnet traitent ensuite la kopiopie (asthénopie accommodative ou nerveuse) par la même méthode.

La vogue de la ténotomie appliquée au traitement des vices de réfraction dura fort peu de temps. Velpeau commença par mettre en doute cette pathogénie musculaire de la myopie; ayant constaté par lui-même les résultats déplorables de cette méthode et son inanité sur la marche de la myopie, il se prononça énergiquement contre elle. Donders dit de ces malheureuses tentatives, qu'elles étaient un produit hybride de la hardiesse et de l'ignorance des chirurgiens.

En 1856, Weber et Mooren, au Congrès d'Heidelberg, sortent de son oubli l'extraction du cristallin transparent dans la myopie forte. Cette tentative n'aboutit que vers 1889, avec les travaux de Vacher et Fukala.

BIBLIOGRAPHIE DE L'HISTOIRE DE L'OPHTALMOLOGIE

ALBERTOTTI. Libellus de conservanda sanitate oculorum di Magister Barnabas de Reggio. *Modena*, 1895.
— Manoscritto francese del secolo XVII riguandante l'uso degli occhiali. *Modena*, 1892.
— I codici de Benevenuto. *Modena*, 1897.
— L'opera oftalmojatrica di Benevenuto. *Modena*, 1897.
VON AMMON. Kurze Geschichte der Augenheilkunde in Sachsen. *Leipzig*, 1824.
ANAGNOSTAKIS. Contribution à l'histoire de la chirurgie oculaire chez les anciens. *Athènes*, 1872.
ANDREÆ. Zur Altesten Geschichte der Augenheilkunde. *Magdeburg*, 1841.
— Die Augenheilkunde des Hippocrates. *Magdeburg*, 1843.
BEER. Bibliotheca ophtalmica : Repertorium aller bis zu Ende des Jahres 1797 erschienen Schriften über die Augenkrankheiten. *Wien*, 1799-1800.
— Geschichte der Augenkunde ueberaupt und Augenheilkunde. *Wien*, 1813.
BENAKY. Du sens chromatique dans l'antiquité. *Paris*, 1897.
BERGER. Die Ophtalmologie des Petrus Hispanus. *München*, 1899.
BOYER. Histoire de la chirurgie, in *Dictionnaire des sciences médicales* de Dechambre. 1874.
CHERAU. Ophtalmologie historique, in *Dictionnaire des sciences médicales* de Dechambre. t. XVI, p. 60.
COSTOMIRIS. Sources primitives pour l'histoire de l'ophtalmologie grecque. *Bull. de la Soc. franç. d'opht.*, 1889, p. 300.
DANELIUS. Beitrag zur Augenheilkunde des Ætius. *Berlin*. 1889.
DAREMBERG. Glossulæ quatuor magistrorum. *Neapoli*. 1851.
— Œuvres d'Oribase. *Paris*, 6 vol. 1861-1872.
— Œuvres de Galien, traduites en français. *Paris*, 1854-56.
DESEIFFE. Chirurgie antique : les oculistes gallo-romains au IIIᵉ siècle. *Paris*. 1896.
DUPOUY. Médecine et mœurs de l'ancienne Rome, d'après les poètes latins. *Paris*, 1885.
EBERS. Das Kapitel ueber die Augenkrankheiten in *Papyrus Ebers*. *Leipzig*, 1889.
ESPERANDIEU. Recueil de cachets d'oculistes romains. *Paris*, 1894. Leroux éd.
EVERSBUSCH. Deutsche Augenheilkunde an der Wende des XVIII-XIX Jahrunderts. *München*. 1886.
FRIEDLANDER. De medicina oculorum apud Celsum commentarius. *Halæ*. 1817.
FRANKLIN. La vie privée d'autrefois. Variétés chirurgicales. *Paris*. 1894. in-18.
GAUTHIER. L'exercice de la médecine dans les temples grecs. *Paris*, 1844.
GOVI. L'ottica di Tolomeo. *Torino*, 1885.
GRIMM. Mémoire sur Marcellus Burgalensis. *Berlin*, 1849.
HALLER. Bibliotheca chirurgica. *Bâle*, 1774, 2 vol. in-8°.
HILLE. Alii ben Issa monitorium oculariorum. *Dresde*, 1845.
HIRSCH. Geschichte der Ophtalmologie. *Leipzig*, 1877.
HIRSCHBERG. Geschichte der Augenheilkunde in Alterthum. *Leipzig*, 1899.
KATZ. Die Augenheilkunde des Galenus. *Berlin*, 1890.
KOSTOMIRIS. Augen und Ohrenheilkunde der Alten Griechen. *Athènes*, 1897.
KUHN. Index medicorum oculariorum inter græcos romanosque. *Leipzig*. 1829-1830.
LECLERC. La chirurgie d'Albucasis. *Paris*, 1861.
— Histoire de la médecine arabe. *Paris*, 1876.
LIETARD. Littérature médicale de l'Inde. *Paris*, 1897.
LOSEN DE SELTENHOFF. La macrobiotique des yeux, précédée d'un coup d'œil historique sur l'ophtalmologie. *Bruxelles*, 1841.
MAGNUS. Beitrage zur Kenntniss der phys. Optik und der Ophtalmotherapie der Alten. *Stuttgard*, 1879.
— Geschischte der Graüen Staares. *Leipzig*, 1876.
— Die Augenheilkunde per Alten. *Breslau*, 1901, in-8°.
MALGAIGNE. Introduction aux œuvres d'Ambroise Paré. *Paris*, 1840.
MANNI. Degli occhiali, trattato historico. *Firenze*, 1738.

Mauclerc. Nomenclatura critiqua morborum oculariorum. *London*, 1768.

Messert. Geschiedkunig overzigt omtrent deheerschende en voorhommende oogzichten in Nederland. *Amsterdam*, 1827.

Nicaise. La grande chirurgie de Guy de Chauliac, avec introduction historique. *Paris*, 1890.

— La chirurgie de Henry de Mondeville. *Paris*, 1893.

Norrie. Okulister og oftalmologer i gamle dage, sarlig i Danmark. *Kjob*, 1893.

Von Oxsenoort. Geschichte der Augenheilkunde. *Bonn*, 1838.

Otto. Die Augenheilkunde des Galenus. *Berlin*, 1890.

Pagel. Die angebliche Chirurgie des Johannes Mesue. *Berlin*, 1893.

— Neue litterarische Beitrage zur mittelalterlichen Medicin. *Berlin*, 1896.

P. Pansier. Histoire des lunettes. *Paris*, Maloine, 1901.

— Tractatus de hypopio, autore (anno 1785) G. C. Pancin ; publié pour la première fois d'après le manuscrit de la bibliothèque d'Avignon. *Paris*, Maloine, 1901.

— Congregatio, sive liber de oculis, quem compilavit Alcoati (1159), publié pour la première fois d'après les manuscrits de Metz et d'Erfurt, avec introduction sur l'histoire des oculistes arabes. *Paris*, Maloine, 1902.

A. Pamard et P. Pansier. Les œuvres de P. F. B. Pamard (1728-1793). *Paris*, Masson, 1900.

P. Pansier, C. Laborde, H. Teulie. Le compendil de Bienvenu de Jérusalem pour la douleur et maladie des yeux, texte français d'après le manuscrit de la bibliothèque nationale de Paris (xve siècle), suivi de la version provençale d'après le manuscrit de la bibliothèque de Bâle (xiiie siècle). *Paris*, Maloine, 1901.

Pergens. Leonhard Fuchs alle Krankheit der Augen. *Leipzig*, 1899.

Prompsault. Histoire des Quinze-Vingts. *Paris*, 1863.

Puchsmann. Ueber Augenkrankheiten von Alexander aus Tralles. *Berlin*, 1886.

Quessay. Histoire de l'origine et des progres de la chirurgie en France. *Paris*, 1749.

Rochard. Histoire de la chirurgie française au xixe siècle. *Paris*, 1875.

V. Rose. Cassii Felicis de medicina liber. *Leipzig*, 1879.

Sprengel. Histoire de la médecine depuis son origine jusqu'au xixe siècle, traduit de l'allemand par Jourdan. *Paris*, 1815, 9 vol. in-8°.

Stoeber. Description d'un procédé quasi linéaire, précédé d'une revue historique et iconographique des divers modes et instruments employés dans l'extraction de la cataracte. *Paris*, 1877.

Stern. Ueber die Augenheilkunde des Pedanios Dioskorides. *Berlin*, 1890.

Schingar. De Gallorum chirurgia. *Lugduni*, 1827.

A. Teuson. Études sur l'histoire de la chirurgie oculaire. *Paris*, 1899.

Triller. De scarificatione et ustione oculorum ab Hippocrate descripta. *Witteberg*, 1751.

— De variis veterum medicorum oculariorum collyriis. *Witteberg*, 1772.

Troeessart. Recherches sur la vision, précédées d'un essai historique des théories de la vision depuis l'origine de la science jusqu'à nos jours. *Brest*, 1851.

Vedrenes. Les œuvres de Celse, texte latin, avec traduction française. *Paris*, 1876.

Wallroth. Syntagma de ophtalmologia seu medicina oculorum veterum. *Halle*, 1808.

Zehender. Die ophtalmologische Gesellschaft wahrend der ersten 25 Jahr ihres Bestehens. *Stuttgard*, 1888.

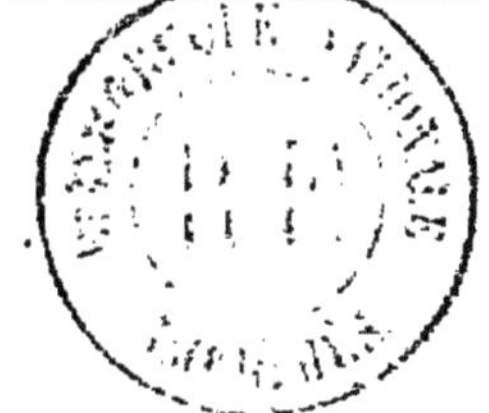

ÉVREUX, IMPRIMERIE DE CHARLES HÉRISSEY